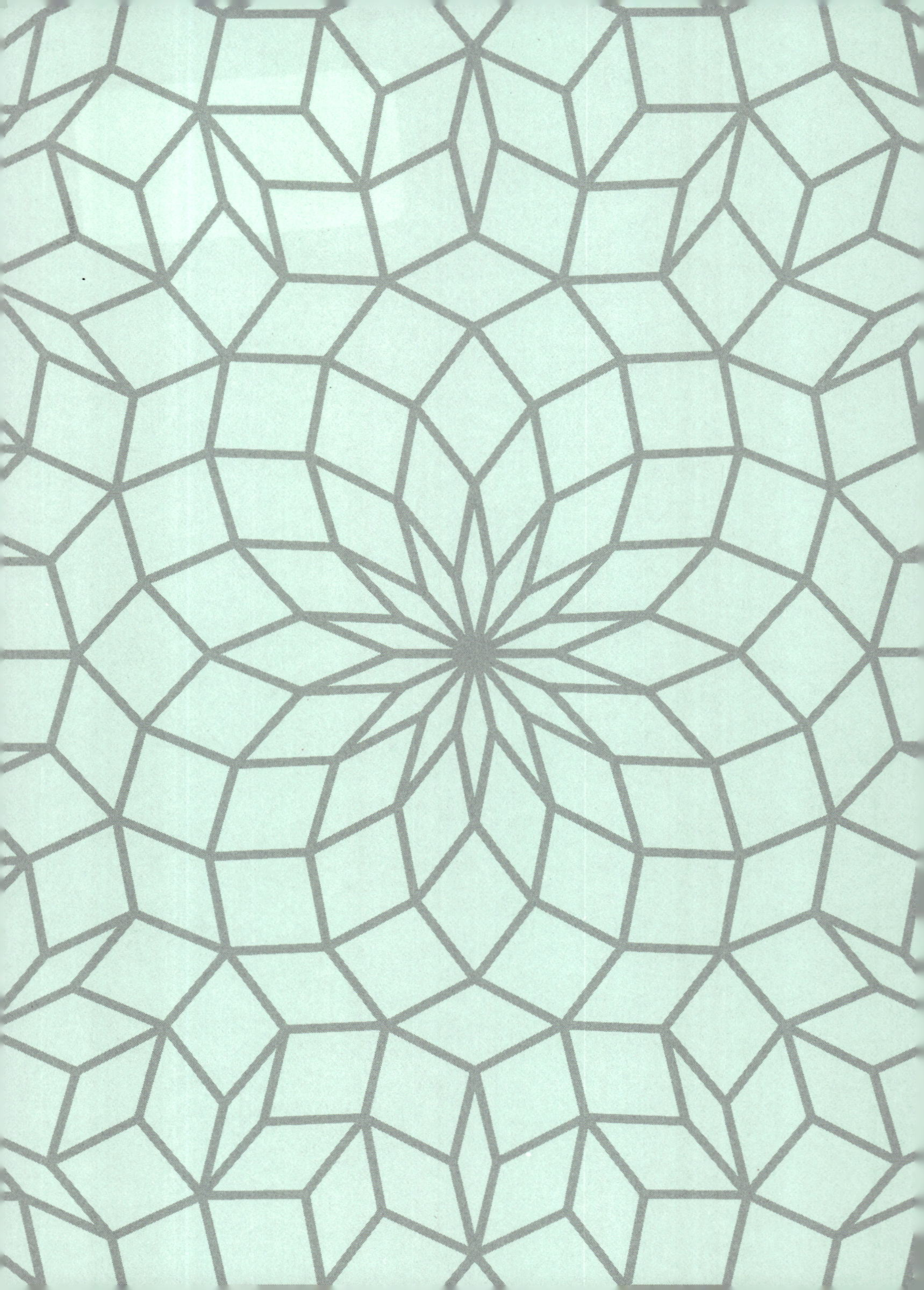

Inga Heckmann

Von der Kunst Yoga & Achtsamkeit im Alltag zu leben

IRISIANA

VORWORT

Liebe Leserinnen, liebe Leser,

gehören Sie zu denen, die Yoga aus dem Fitness- oder Yogastudio kennen, wo Sie in der Gruppe von einem Yogalehrer durch die Stunde geführt werden? Und glauben Sie einerseits, dass man erst einiges wissen muss, bevor man mit der Yogapraxis beginnen sollte, andererseits genügt Ihnen aber so eine Stunde Yoga-Auszeit nicht? Weil Sie Yoga nicht nur auf der Matte üben möchten, sondern die Idee des Yoga auch in Ihren Alltag integrieren wollen? Das Schönste an einem Buch wie diesem hier ist, dass es keinerlei Vorkenntnisse bedarf, um „loszulesen" und mit dem Üben zu beginnen. Oftmals dauert es eine Weile, ehe man von der Idee des Yoga so eingenommen wird, dass es zu einem echten Bedürfnis wird, öfter zu üben und sich von den Anleitungen in einer Gruppenstunde zu lösen und selbst kreativ zu werden. Viele Praktizierende glauben, man müsse dazu besondere Kenntnisse haben oder dürfe nicht ohne Anleitung üben, doch mit ein wenig Input geht auch das.

Mein Freund und Yogalehrer Ganesh Mohan hat einmal gesagt: „Achtsamkeit ist der Boden, auf dem Yoga gedeiht." In diesem Buch wird dieser Gedanke konsequent fortgeführt und in die Praxis umgesetzt. Viele interessante Informationen werden mühelos in die Anleitungen eingeflochten, um auch jene zu motivieren, die eine mögliche Veränderung ihres Alltags zunächst noch intellektgesteuert und kritisch betrachten. Yoga in der Gruppe auf der Matte zu üben ist weitverbreitet und vergleichsweise leicht. Überwindet man die inneren Widerstände, dann wird man im Yogaunterricht an die Hand genommen und durch eine Übungsstunde geführt. Oftmals ist das aber nicht nachhaltig, und die Wirkung einer guten Yogastunde verpufft bald. Wie aber kann ich Yoga wirklich in den Alltag integrieren und kontinuierlich üben? Welche einfachen und nachvollziehbaren Bewegungen, Atemübungen oder kleinen Meditationen können meinen Alltag bereichern und sowohl meinen Körper gesund als auch meinen Geist wach und ausgeglichen halten?

Lassen Sie sich auf den folgenden Seiten von Inga Heckmann dazu inspirieren, mit Kreativität den sanften Ausstieg aus dem Stress des modernen Lebens und den Einstieg in die Achtsamkeit des Augenblickes in Ihre eigene Hand zu nehmen.

In diesem Sinne viel Freude beim Lesen
Dr. Günter Niessen

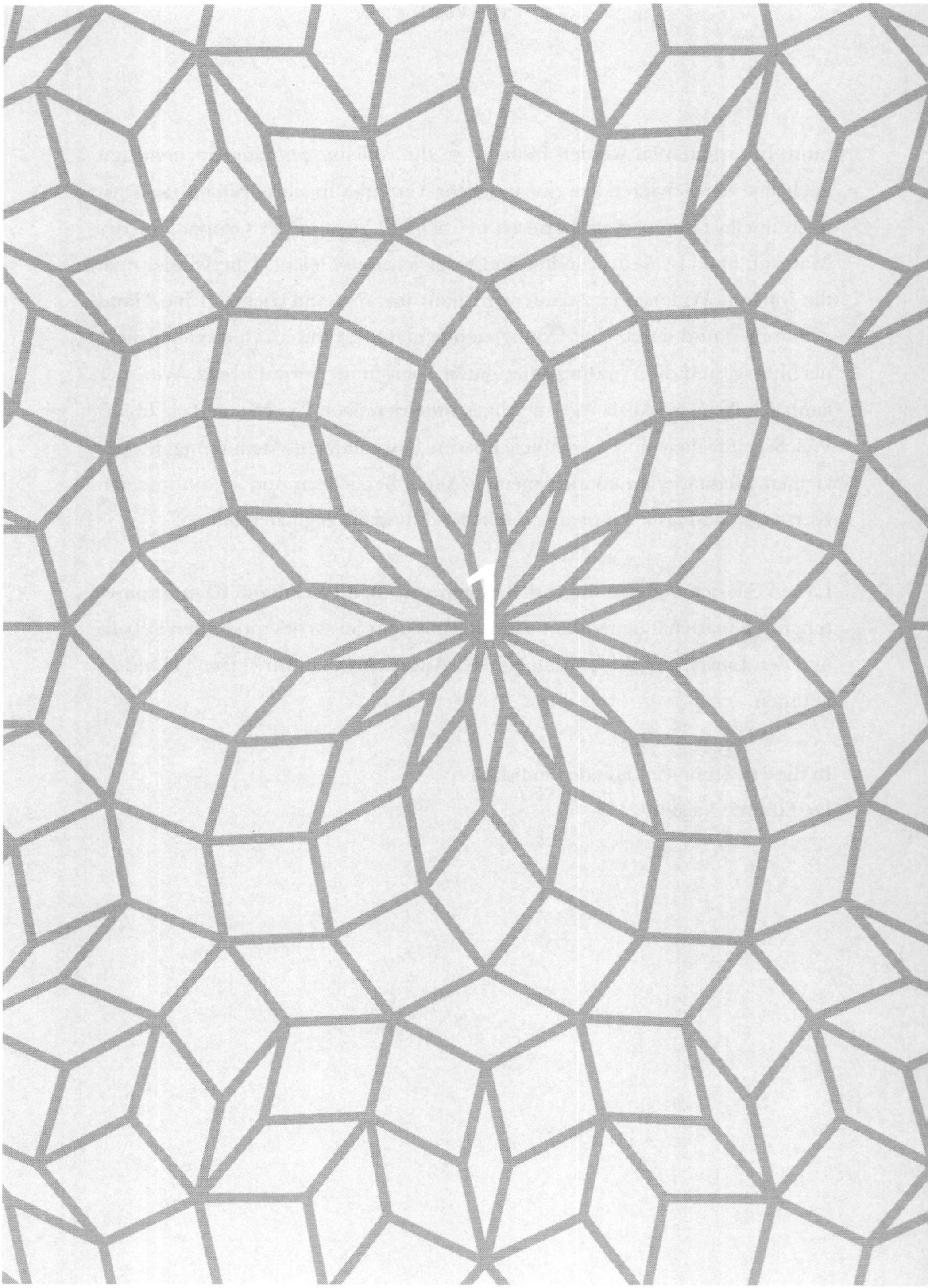

1

KAPITEL 1

YOGA UND ACHTSAMKEIT IM ALLTAG

IN DER GEGENWART ANKOMMEN!

Muss nur noch kurz die Welt retten ... noch 148 Mails checken ... Diese Zeilen aus Tim Bendzkos Song *Nur noch kurz die Welt retten* drücken – wie der ganze Song – vieles aus, worum es in unserer westlichen Welt in dieser Zeit zu gehen scheint: schnell dies, das und jenes erledigen, am besten multitaskend alles gleichzeitig, und dann noch die Mails checken, den Facebookstatus aufmöbeln und einen Coffee to go im Gehen, nein, im Rennen hinunterstürzen, dann in das jeweilige Verkehrsmittel werfen, sich wahlweise über den Verkehr und/oder die Beteiligten ärgern – oder über die Verspätung der S-, U- oder Deutschen Bahn –, an den Arbeitsplatz jetten ... Selbst in öffentlichen Verkehrsmitteln gibt es kein Nur-aus-dem-Fenster-Schauen mehr – ich kann mich vage noch an so etwas erinnern aus meiner Jugend! –, sondern jeder tippt auf seinem Smartphone herum. Am Arbeitsplatz angekommen, heißt es wieder Mails checken, sich über den Berg Unerledigtes wundern, der über Nacht gewachsen zu sein scheint, diesen abarbeiten, um den nächsten in Angriff zu nehmen. Und dann das Familienleben organisieren, Kinder, Partner trösten, erziehen, an ihnen verzweifeln, Urlaub und Hobbys durchplanen ... Unser Kopf ist voll mit allem, was noch getan werden muss, was bereits geschehen ist, voll mit Projektionen in die Zukunft, voll mit Groll und/oder Bedauern ob der Vergangenheit.

Aber wo und wer sind wir eigentlich gerade jetzt, in diesem Moment?

Wie geht es dir gerade? Sitzt du, während du diese Zeilen liest, auf einem Stuhl? In der U-Bahn? Spürst du den Kontakt deines Körpers mit dem Untergrund – seien es die Füße, das Gesäß oder die Beine? Wie fühlen sich deine Füße an? Wie atmest du gerade?

Flach, schnell, langsam, stockend oder fließend? Nimm dir diese Minute, um dir diese kleine, aber so wichtige Frage zu stellen: Wie geht es mir gerade?

Nun stellst du – vielleicht, hoffentlich – fest: Die Gedanken beruhigen sich, die Hektik lässt nach, und die 148 Mails können tatsächlich noch warten.

Darum geht es in diesem Buch: mit einfachen Mitteln in der Gegenwart ankommen. Achtsamkeit üben. Yoga wirklich praktizieren. Sich selbst wieder wahrnehmen und spüren. Aus Multitasking One-Tasking machen. Und das alles, ohne sich eine neue Pflicht, einen neuen Task, aufzuladen, wieder unter Druck zu geraten. Spielerisch und mühelos in den Alltag integriert und integrierbar soll dieses Buch dir Anregungen liefern, wie leicht es sein kann, dem täglichen Irrsinn zumindest hin und wieder, einmal oder mehrmals am Tag zu entsagen, ohne etwas zu verpassen oder schlechter zu machen – im Gegenteil. Die moderne Hirnforschung bestätigt überdies inzwischen, dass unser Gehirn durch die elektronische Reizüberflutung total überfordert ist.

Im ersten Teil beschäftigen wir uns zunächst mit dem Begriff der Achtsamkeit, der in den letzten Jahren eine erstaunliche Hipness entwickelt hat und beinahe inflationär in jedem Managerseminar und, tja, auch auf vielen Buchrücken zu finden ist. Ebenso wie der Yoga, der seine lange Reise über Indien in die USA angetreten hatte, um in den 90er-Jahren des letzten Jahrhunderts mit voller Wucht in Europa einzuschlagen. Und dessen Gesellschaftsfähigkeit sogar immer noch anwächst. Aber mal ehrlich: Es gibt schlimmere Moden.

Die Verbindung dieser beiden Felder, Yoga und Achtsamkeit, liegt nahe, beide sind eng miteinander verwoben. Dies werden wir in der Einleitung untersuchen und auch die immensen Möglichkeiten der Veränderung im Gehirn, die du durch Meditation, Achtsamkeit und Yoga bewirken kannst.

Im zweiten Teil setzen wir die Theorie natürlich in die Praxis um: Angefangen beim Aufwachen, einem kleinen Morgenritual über das Kaffeekochen bis hin zum Mittagessen und zur anschließenden Mittagspause und weiter bis zum Abend und zum Einschlafen bewegen wir uns durch einen achtsam gestalteten Tag mit kleinen oder auch etwas umfangreicheren Yogaübungen, die leicht auszuführen sind. Dies alles sind Vorschläge, die auch einzeln angewandt eine Wirkung haben werden. Deswegen meine Bitte: Verfalle nicht wieder in Leistungsstress und lerne das ganze Programm auswendig. Außer du bist der eher phlegmatische Typ, der einfach einmal einen Schubs oder gar Tritt braucht, um aus der Trägheit aufzuwachen – dann gern mal ein bisschen Action! Bei längeren Flows findest du am Ende der Kapitel jeweils eine Übersicht mit Illustrationen, damit du beim Praktizieren nicht blättern musst und die Flows auf einen Blick sehen kannst.

Im dritten Teil nehmen wir die Tage unter die Lupe, die nicht „All-Tag“ sind: Wochenende, Urlaub, freie Tage. Was kannst du an diesen Tagen tun, um Achtsamkeit zu üben und Yoga auf angenehme Art in dein Leben zu integrieren? Natürlich sind diese Phasen im Leben auch prädestiniert dafür, Dinge auszuprobieren, die du anschließend in deinen Alltag transportieren kannst.

Im letzten Teil beschäftigt uns eine sehr wichtige Frage: Wie kann ich yogische Achtsamkeit nicht nur auf mich, sondern auch auf meine Umwelt ausweiten? Letztendlich geht es bei diesem Thema nicht nur um das eigene Wohlbefinden, sondern darüber hinaus um Mitgefühl. Wie können wir achtsam etwas Licht und Hoffnung in eine Welt bringen, die recht rüde mit sich und dem

Rest der Menschheit umgeht? Sei es auch nur in der eigenen kleinen Welt – denn das ist schon viel!
Im Anhang findest du Buchtipps, Vorschläge für Musik beim Yoga und bei der Endentspannung sowie ein paar sehr nützliche Apps. Zur Ausrüstung: Eine rutschfeste Yogamatte, ein Yogablock (gerne auch zwei Blöcke), eine leichte Decke und eventuell ein Meditationskissen wären perfekt.

Nun aber viel Spaß bei dieser Entdeckungsreise durch den Alltag und das Er-leben, denn das wird es sein!

WAS VERBINDET YOGA UND ACHTSAMKEIT?

Zunächst eine irritierende Feststellung: In unserer leistungsorientierten Welt ist auch im Yoga schon eine Menge Unachtsamkeit angekommen. Eigentlich logisch, denn Yoga als Massenbewegung ist ein Spiegelbild unserer Gesellschaft, das Schneller-höher-weiter unserer umtriebigen Welt manifestiert sich nun auch in dieser alten indischen Lebenskunst. Symptomatisch dafür: Es gibt sogar Wettkämpfe und Leistungsshows im Yoga sowie die relativ absurde und hoffentlich erfolglose Idee, Yoga bei den Olympischen Spielen als Disziplin einzuführen: Auch hier sollte die Achtsamkeit wieder Einzug finden, mehr Sanftheit im Umgang mit sich selbst, weniger der Blick auf die Nachbarmatte, die Muskelpakete auf YouTube, ebenso mehr Sanftheit und Mitgefühl im Umgang mit dem Gegenüber.

Es ist natürlich grundsätzlich nichts gegen die körperlich fordernderen Stile im Yoga einzuwenden – ich habe selbst eine Ausbildung in Ashtanga-Yoga, konzipiert vom Inder K. Pattabhi Jois, das in den USA zu Power-Yoga umgestrickt wurde – der Name drückt Anspruch und Geschwindigkeit aus –, schweißtreibend! Genauso ist es auch nicht verkehrt, sein Leben mit Tempo zu führen, sich selbst zu fordern, Talente zu pflegen und konsequent zu üben. Was jedoch unerlässlich ist, um ein gesundes Leben zu führen und sich vor dem ebenfalls viel beschworenen Burn-out zu schützen, ist der nötige Ausgleich zum stressigen Job, zur ehrgeizigen sportlichen Betätigung, zum stundenlangen Klavierüben. Damit auch die Freizeit nicht wieder in Stress ausartet, brauchen wir kleine Einheiten, Aktivitäten, die sich problemlos in den Alltag oder in unsere Routinetätigkeiten integrieren lassen. Noch mehr Disziplin, noch mehr zielgerichtetes Üben würde den Stress nur vermehren. Insbesondere für jemand, der oder die ein Buch wie dieses hier erwirbt oder geschenkt bekommt und vermutlich schon am eigenen Limit entlangschrammt.

DIE HISTORIE DER ACHTSAMKEIT

Doch was ist denn nun diese tausendfach zitierte und angeblich so enorm wichtige Achtsamkeit? Ein kurzer Ausflug in den Buddhismus und seine Lehren erhellt diesen Begriff zunächst historisch: Denn hier, vor ca. 2500 Jahren, beginnt die erste, zumindest die erste dokumentierte, und sehr ernsthafte und tief gehende Auseinandersetzung des Menschen mit seinem Bewusstsein. Buddha (563–483 v. Chr.) selbst hat nichts Schriftliches hinterlassen, aber 500 Jahre nach seinem Tod wurden seine Lehrreden, die Sutras, niedergeschrieben. Da vor der Weiterentwicklung und Verbreitung der Buchdruckkunst im 15. Jahrhundert die erstaunliche Erinnerungskunst gepflegt wurde, sind diese Überlieferungen durch trainierte Gehirne oftmals zuverlässiger als manches, was heutzutage in Schriftform und von einer Sprache in die nächste übersetzt durch die Welt schwirrt. Zudem wurden die Sutras Buddhas in einer Art numerischen Logik memorisiert, um das Erinnern zu vereinfachen und zu kategorisieren, wie die Vier Edlen Wahrheiten, der Edle Achtfache Weg etc.

DETEKTIVARBEIT DES BEWUSSTSEINS

Eine dieser Schriften ist die Satipatthana Sutta, die Lehrrede von den Grundlagen der Achtsamkeit. Darin wird zum Beispiel die Fokussierung auf die körperlichen Vorgänge während des Atmens als ein Mittel beschrieben, sich vollkommen auf die Gegenwart zu konzentrieren und hier und jetzt anzukommen. Damit sind wir nun schon beim zentralen Punkt der Achtsamkeit angelangt: Gegenwärtigkeit durch Selbstbeobachtung. Unser Geist, der mit Freuden durch die Vergangenheit streift und sich um die Zukunft sorgt, bekommt ein Ruhekissen in der Gegenwart.
Über das Betrachten des eigenen Atems hinaus gibt es im Buddhismus auch noch andere Methoden, durch Selbstbeobachtung Gegenwärtigkeit zu erfahren. Die Vier Grundlagen der Achtsamkeit sind demnach:

- Beobachtung der Körperempfindungen
- Beobachtung der Gefühle und Emotionen
- Beobachtung der Gedanken
- Beobachtung des Geisteszustandes

Diese Grundsätze sind inzwischen auch in der modernen Psychologie angekommen und wurden und werden dort in verschiedenen neuen therapeutischen Methoden erfolgreich angewandt. Natürlich gibt es auch im Yoga und im Hinduismus, in den Yoga-Sutras des Patañjali sowie in den Upanishaden und in der Bhagavadgita viele Hinweise auf die Funktionsweise unseres Geistes. Diese sind exakt beschrieben und nicht weit weg von der heutigen Auffassung des Aufbaus unseres Gehirns. Griffiger und insbesondere für die heutige Zeit pragmatischer, weil mit vielen Übungen, Anleitungen und Tipps für das tägliche Lebens versehen, finde ich jedoch die oben erwähnten Sutras Buddhas. Im Anhang findest du spannende Literatur zu beiden Richtungen, wenn du darüber noch mehr lesen möchtest.

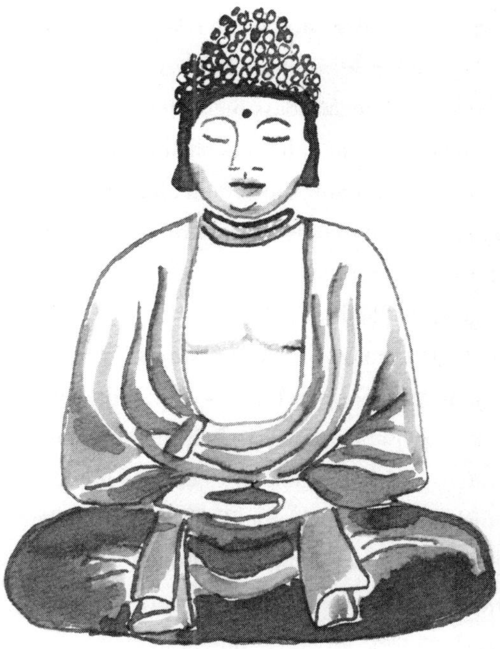

EXPERIMENTE UND EXPERTISE

Wenn wir nun wieder zurückgehen zum gehetzten, handyaffinen und dauerbeschäftigten modernen Menschen und ihn unter die Lupe nehmen, werden wir feststellen, dass Selbstbeobachtung und Innenschau für diesen nicht gerade einfach zu handhaben sind. Der Blick geht nach außen, es werden Reize im Übermaß aufgenommen, akustisch wie optisch, die Gedanken kreisen und strudeln durch den Kopf wie in einer Schneekugel. Die Idee, einen Moment innezuhalten, in Stille, womöglich allein, löst bei so manchem Zeitgenossen regelrecht Panik aus.

Der amerikanische Psychologe Timothy Wilson führte in diesem Zusammenhang ein interessantes Experiment durch: Die Teilnehmer, mehr als 400 Studenten, saßen dazu zwischen 6 und 15 Minuten in einem einfach möblierten Raum. Sie durften weder einschlafen noch irgendetwas tun, Handy, Stifte, Papier waren nicht erlaubt. Der eine Teil der Probanden sollte sich nur mit den eigenen Gedanken beschäftigen, der andere sollte sich ein Szenario ausdenken (zum Beispiel sich in Gedanken sportlich betätigen oder spazieren gehen). Das Ergebnis war durchgehend einheitlich: Alle Probanden empfanden diese Minuten als unerfreulich und meinten, es sei schwer gewesen, sich nur auf einen Gedankengang zu konzentrieren.

Mit 55 anderen Studenten führten Wilson und Kollegen jedoch einen noch viel erstaunlicheren Test durch: Sie verabreichten diesen Probanden vor dem eigentlichen Experiment einen milden Stromschlag, den die Mehrheit von ihnen als unangenehm einstufte. Anschließend überließ man die 55 Studenten für eine Viertelstunde ihren Gedanken und Tagträumen. Die Wissenschaftler schlugen ihnen jedoch vor, dass sie sich bei Bedarf, also wenn ihnen das Alleinsein mit den eigenen Gedanken zu viel wurde, erneut einen leichten Stromschlag geben könnten. Erstaunlicherweise taten dies zwei Drittel der Männer und ein Viertel der Frauen, die zuvor noch gesagt hatten, sie würden Geld dafür bezahlen, keinen Stromschlag mehr zu bekommen. Und zwar mindestens einmal während dieser Viertelstunde. Den Probanden war es also lieber, sich selbst einen Stromschlag zu verpassen, als ein paar Minuten nur mit sich und den eigenen Gedanken allein zu bleiben ...

Allerdings birgt dieses Experiment in seiner Übertragbarkeit auf das Konzept der Achtsamkeit im buddhistischen Sinne einen dicken Klops. Den Probanden wurde in keiner Weise eine Technik oder ein Leitfaden an die Hand gegeben, wie sie mit sich und ihrem Geist während dieser maximal 15 Minuten umgehen könnten. Sich auf die eigenen Gedanken zu konzentrieren oder sich ein Szenario in einem kärglich möblierten Raum auszumalen würde nur dem wirklich in Meditation Geübten ein leises Lächeln entlocken. Natürlich ist das kein Vergnügen, denn nahezu niemand in unserem Kulturkreis hat bereits im Kindesalter oder wenigstens später das nötige Handwerkszeug mitbekommen, wenn es darum geht, sich mit dem eigenen Bewusstsein zu beschäftigen. Da ist uns der Buddhismus schlichtweg 2500 Jahre voraus.

Die gute Nachricht: Wir müssen weder 2500 Jahre üben noch Buddhisten werden, um von diesem Wissen zu profitieren. Es ist sogar viel einfacher und fast banaler als vermutet: Denn wozu haben wir das allerbeste Mittel, das uns innerhalb von Sekunden in eine achtsame Haltung katapultieren kann, immer bei uns? Genau: den Atem. Wie bereits in der Einleitung erwähnt, reicht es, sich für eine einzige Minute auf den eigenen Atem zu konzentrieren, und die Gegenwart holt uns auf angenehme Art und Weise ein. Diese 60 Sekunden können durch Übung natürlich maximal erweitert werden, keine Frage. Aber wir wollen ja Alltagskompatibles lernen, erfahren, integrieren, und das möglichst spielerisch, ohne Druck, uns auf eine spannende Entdeckungsreise begeben und uns nicht noch mehr aufbürden.

DER KÖRPER: DIE YOGISCHE ACHTSAMKEITS-SPIELWIESE

Noch mal zurück zu Buddha: Das Üben und Erfahren der Achtsamkeit beginnt also laut dem Erwachten bei der Selbstbeobachtung. Das Instrument, dessen wir uns dabei bedienen, ist der Körper mit all seinen Sinnen und natürlich unserem hoch entwickelten Gehirn. Hier kann Yoga ins Spiel kommen mit seinen Körperübungen und deren Verlinkung mit dem

Atem. Yoga, wie wir ihn im Westen üben, ist meist der sogenannte Hatha-Yoga. Dieser besteht aus drei Teilen, von denen jeder gleich wichtig ist: Pranayama (Atemkontrolle und -beobachtung), Meditation und Asanas (Körperübungen). Viel zu oft wird Yoga, auch von Lehrenden, auf die Asanas reduziert. Dabei kann Achtsamkeit, wie sie oben beschrieben wurde, gerade durch die Beobachtung des Atems und durch Atemübungen sowie durch Meditation wunderbar erfahrbar werden. Schließlich soll das achtsame Üben auch Ziel des Yoga sein: In jedes Asana (Yogaübung) kommen wir bewusst atmend hinein, bleiben atmend dort und kommen auch wieder bewusst atmend heraus. Die ganze Yogapraxis erhält dadurch natürlich erst mal einen gründlichen Entschleunigungsaspekt, denn wirklich achtsam zu sein bedeutet hinsehen, hinatmen, hinspüren, und dies ist in der Schnelligkeit, mit der wir alles zu tun gewöhnt sind, unmöglich. Mit Übung und Routine kann natürlich die Geschwindigkeit angezogen werden, wenn man/frau das dann überhaupt noch will.

Achtsam ausgeführte Yogaübungen haben darüber hinaus den Effekt, dass du deinen Körper und seine Grenzen kennen- und schätzen lernst. Der Respekt diesem wunderbaren Instrument gegenüber wird wachsen, und dies wird sich garantiert auf deinen Alltag auswirken. Yoga kann deswegen immer und überall geschehen, ob du in der S-Bahn sitzt und deine Füße auf dem Boden spürst, im Supermarkt in der langen Schlange an der Kasse stehst und deinen Rücken wahrnimmst, dorthin atmest und dir die Wirbelsäule vorstellst oder vor dem Einschlafen noch eine kleine Atemübung machst. Komm an im Moment – in Achtsamkeit ist alles gut.

Und auch hier gibt es gratis eine gute Nachricht obendrauf: Um Yoga zu üben, musst du entgegen allen Vorurteilen weder gelenkig noch sportlich sein! Die Übungen in diesem Buch sind so konzipiert, dass du sie entweder immer und überall ohne Yogamatte ausführen kannst oder auf der Matte mit wenig Aufwand.

2

KAPITEL 2

LEBENSKÜNSTLERISCH DURCH DEN TAG

GUTEN MORGEN!

Normalerweise wachen wir auf, kämpfen noch kurz – oder länger – und gequält mit der Tatsache, dass der Wecker geklingelt hat, um der Realität dann doch ins Auge zu blicken und uns aus dem Bett zu schälen. Oder bist du der Typ Aufsteher, der sofort aus dem Bett springt, das Teewasser aufsetzt, den Computer hochfährt (der bin ich…)? In beiden Fällen täte es gut, sich ein paar Minuten Zeit zu nehmen, um das Aufwachen richtig schön zu zelebrieren:

Rekele dich und gähne, seufze, tu alles, wonach dir ist.

Lege deine rechte Hand auf den Unterbauch, gleich unter dem Bauchnabel, die linke Hand auf den Brustkorb übers Herz. Wenn du noch sehr müde bist, stelle die Beine bequem auf, damit du nicht gleich wieder einschläfst.

Halte einen Moment inne und freue dich, dass du wieder aufwachen durftest. Undank mag der Welt Lohn sein, aber Dank ist der Lohn der Seele! Jedes bewusste Danken verändert unsere Gemütslage dramatisch, dies bestätigt auch die Wissenschaft. Demnach fühlen sich dankbare Menschen im Alltag wohler, ausgeglichener, gesünder, sie schlafen länger und sind morgens viel ausgeruhter als Personen mit einer negativen psychischen Grundhaltung.

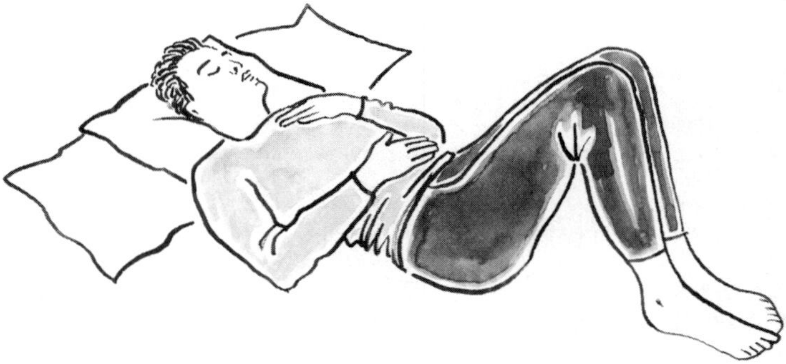

Darüber hinaus sind Menschen, die eine dankbare Grundhaltung pflegen, auch empathischer und kümmern sich intensiver um die Belange ihrer Mitmenschen.

DIE VIRTUELLE TASCHENLAMPE

Spüre die Wärme deiner Hände auf dem Körper und lass den Atem fließen, ohne ihn zu beeinflussen. Vielleicht kannst du dich an einen Traum erinnern? Wenn ja, hänge ihm kurz nach. Checke kurz deine Gemütslage: Wie geht es dir? Aber verfalle nicht der Versuchung, eine riesige Gedankenkette aufzufädeln. Spüre dich, gehe deinen Körper mit einer virtuellen Taschenlampe durch – wie ein neugieriger Forscher auf Entdeckungsreise. Betrachte deinen Nacken, deine Schultern, deine Wirbelsäule, deine Rückenmuskulatur, Arme und Beine und alles, was dir außerdem noch vor die Lampe kommt. Anfangs mag das schwierig erscheinen, doch mit der Zeit wirst du darin Routine bekommen, hab Geduld. Dies ist kein lässig dahingeworfener Spruch, sondern mittlerweile wissenschaftlich erwiesen: Das Gehirn verändert sich mit jeder Routine, jedem Training, jeder Gewohnheit, die wir pflegen (siehe S. 28) – deswegen werden alle Übungen, die du dir aus diesem Buch aussuchst und regelmäßig praktizierst, ganz sicher dein Leben verändern ...

NEURONALE PLASTIZITÄT

NEURONALE PLASTIZITÄT IST DIE VERÄNDERBARKEIT NEURONALER VERBINDUNGEN IM NERVENSYSTEM. DAS KONZEPT NEURONALER PLASTIZITÄT STEHT DAMIT FÜR DIE ERKENNTNIS, DASS DIE NEURONALEN VERBINDUNGEN NICHT STARR UND INVARIABEL SIND, SONDERN AUFGRUND BESTIMMTER FUNKTIONELLER GESCHEHNISSE (ZUM BEISPIEL BEI LERNPROZESSEN; LERNEN) ODER NACH DEM VERLUST VON NERVENZELLEN ODER AXONEN VERÄNDERUNGEN UNTERLIEGEN KÖNNEN …

So weit das Lexikon der Neurowissenschaft. Dies heißt im Klartext: Unser Gehirn besitzt die Fähigkeit, sich durch Training zu verändern, und zwar lebenslang. Der Mythos des alternden Gehirns ist damit endgültig Schnee von gestern, und Ausreden gelten auch nicht mehr! Ein unschönes Beispiel für neuronale Plastizität, das leider viele kennen: der Tinnitus, dieses nervige Fiepen im Ohr. Beim Tinnitus haben sich im Gehirn fehlgeleitete neuronale Verbindungen gebildet, die Geräusche melden, wo eigentlich keine sind. Die gute Nachricht ist natürlich, dass diese neuronalen Fehlleistungen auch korrigiert werden können.

Für unser Thema heißt dies: Mit dem Trainieren von Achtsamkeit verändern wir tatsächlich unser Gehirn. Die Psychologin Britta Hölzel, eine Koryphäe in der Hirnforschung zu den Themen Achtsamkeit und Meditation und selbst Yogalehrerin, stellte in einer Untersuchung an der Harvard Medical School fest, dass schon ein achtwöchiges Trainingsprogramm in Mindfulness-Based Stress Reduction (MBSR) das Gehirn strukturell verändert. MBSR ist ein Meditationsprogramm, das Elemente aus Yoga und buddhistischer Meditation aufgreift, also Achtsamkeit lehrt. Nach acht Wochen Trainingsprogramm hatte bei den Versuchspersonen, die an der Studie teilnahmen, die Dichte der grauen Substanz insgesamt, dabei deutlich messbar auch im Hippocampus, zugenommen. Der Hippocampus ist unter anderem für die Verarbeitung von emotionalem Stress zuständig. Bei depressiven Personen ist dieser Teil des Gehirns deutlich reduziert.

LIEGEND IN SCHWUNG KOMMEN

Seitdehnung

1 Löse deine Hände, schiebe die Bettdecke weg und strecke dich auf dem Rücken aus, die Arme neben dem Körper. Lege den rechten Arm gerade über dem Kopf ab. Atme nun tief ein und ziehe dein rechtes Bein und deinen rechten Arm in die Länge, die Hand führt den Arm, das Bein schiebst du aus der Hüfte nach unten.

Wenn dein Bett zu kurz beziehungsweise durch eine Begrenzung am Fußende kürzer ist, kannst du den Arm auch anwinkeln, die Hände locker im Nacken angelegt. Dann führt der Ellenbogen die Bewegung an, nicht die Hand. Wenn du gerade alleine bist, kannst du dich auch diagonal in dein Bett legen, dann kannst du den Arm natürlich ausstrecken. Ausatmend löst du die Spannung wieder. Verlängere mit dem Einatmen dreimal die rechte Seite, dann wechsle die Seite.

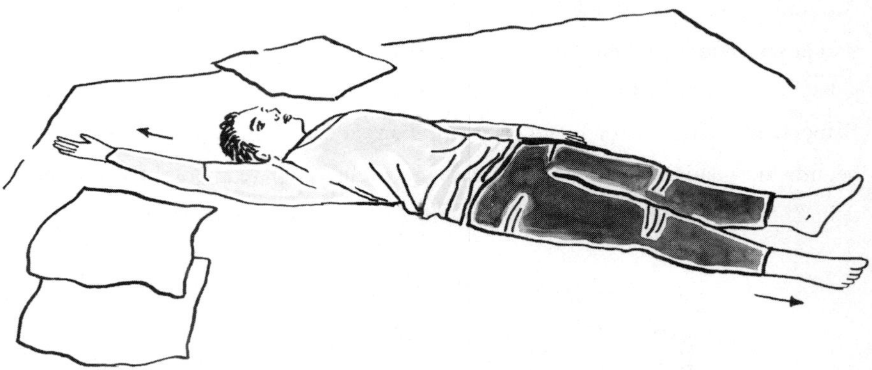

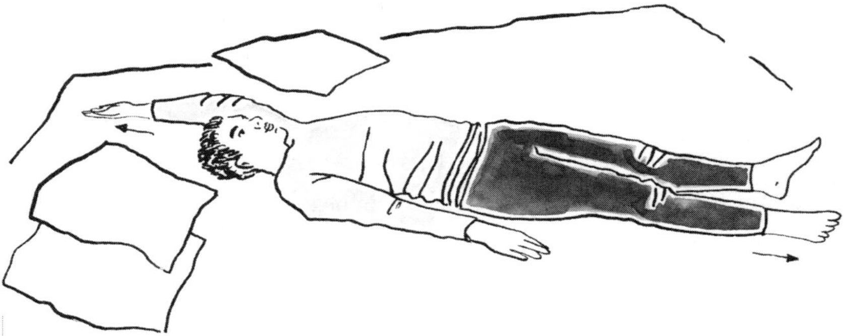

Diagonale Seitdehnung

2 Wenn du das dritte Mal links beendet hast, lass den linken Arm liegen und strecke nun einatmend diagonal den Arm und das rechte Bein, ebenfalls dreimal. Wechsle auch hier wieder die Seite und lege danach die Arme wieder neben dem Körper ab. Jetzt fühlst du dich vermutlich schon etwas frischer.

Wirbelsäule mobilisieren

3 Nun stelle die Füße locker auf, ungefähr eine Fußlänge vom Gesäß weg, die Arme immer noch neben dem Körper. Atme tief ein und lass die Knie mit der Ausatmung nach rechts fallen, der Kopf kommt mit. Einatmen, Knie aufstellen und ausatmend nach links fallen lassen, wiederhole dies mindestens dreimal auf jeder Seite. Spüre ganz genau, wie der Körper automatisch der Bewegung der Beine folgt, wenn du diese Übung sehr langsam ausführst. Die Wirbelsäule beginnt sich dabei von unten nach oben zu drehen, der Kopf dreht sich ohne dein Zutun zur anderen Seite. Alles geschieht von allein, du musst nur den klei-

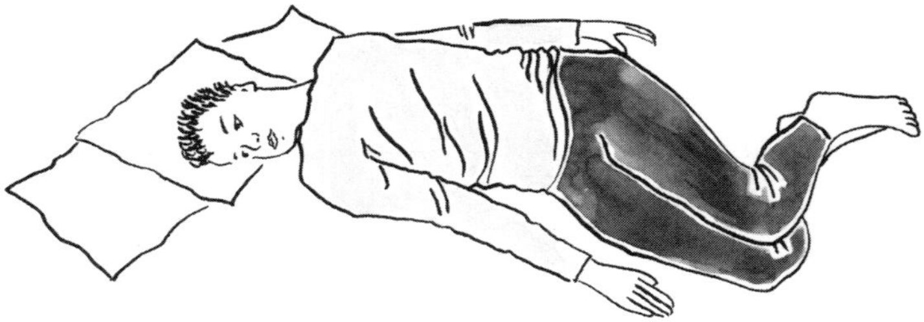

nen Impuls mit deinen Beinen geben. Diese Übung, achtsam ausgeführt, macht deinen Geist wach und bringt niedrigen Blutdruck in Schwung, entspannt den unteren Rücken und mobilisiert die Wirbelsäule für den Tag.

Und jetzt darfst du endlich aufstehen. Liegt übrigens dein Partner neben dir, der das alles etwas merkwürdig findet, lass dich nicht beirren. An deiner guten Laune und Frische wird er oder sie schon merken, dass dies eine vernünftige Sache ist. Und vielleicht sogar mal mitmachen ... Einen wunderschönen guten Morgen!

KATZE UND KUH AUF DER WIRBELSÄULE

Wenn du noch etwas Zeit hast beziehungsweise sie dir nehmen möchtest, dann plane zwei Minuten für die folgende Yogaübung ein. Du musst sie ja nicht jeden Tag machen, fang langsam an. Es wäre natürlich gut, wenn du eine Yogamatte hättest – für empfindliche Knie empfehle ich sogar zwei übereinander oder eine weiche Schaffellmatte (das ist allerdings nichts für Veganer ...). Ein Teppich tut es aber für den Anfang auch.
Die Übung ist ganz wunderbar, um die Atmung zu vertiefen, den Rücken und natürlich den ganzen Rest aufzuwecken: Katze – Kuh.

Vierfüßler

1 Du kniest im Vierfüßlerstand, die Schultern über den Handgelenken, die Hüftgelenke über den Knien, die Arme gestreckt, die Finger weit gespreizt.

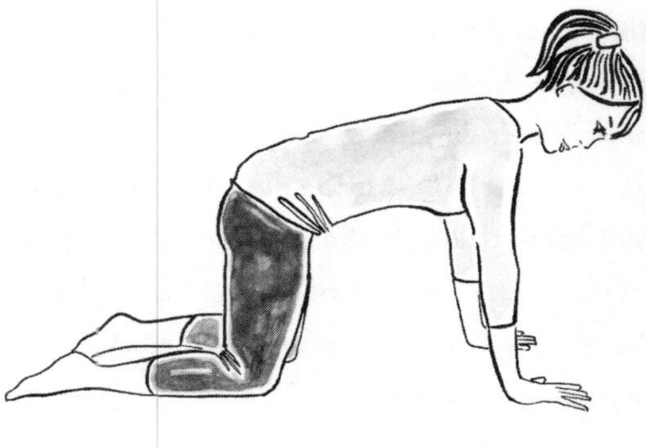

Katze

2 Mit der Ausatmung bewegst du deine Wirbelsäule in die sogenannte Katze. Die Wirbelsäule bewegt sich Richtung Decke, der Rücken ist ganz rund, du dehnst damit die Muskeln zwischen den Schulterblättern und schaust zu deinem Bauchnabel.

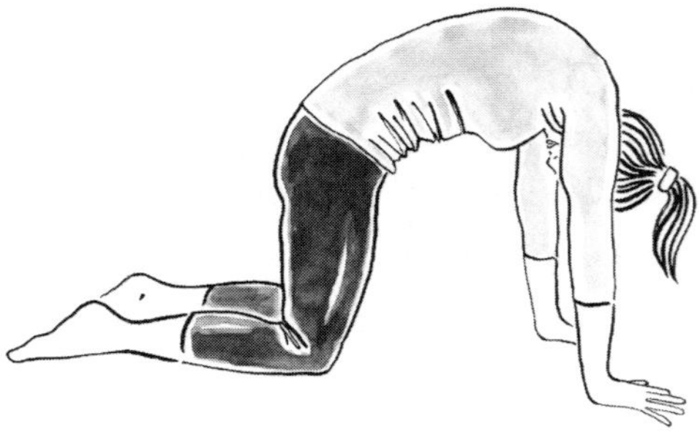

Kuh

3 Mit der Einatmung kommst du in den Kuhrücken: Diesmal bewegt sich deine Wirbelsäule in Richtung Boden, das Steißbein in Richtung Decke, und du schaust zur Decke, ohne den Nacken zu stauchen. Schiebe die Schultern weit weg von den Ohren Richtung Hüften.

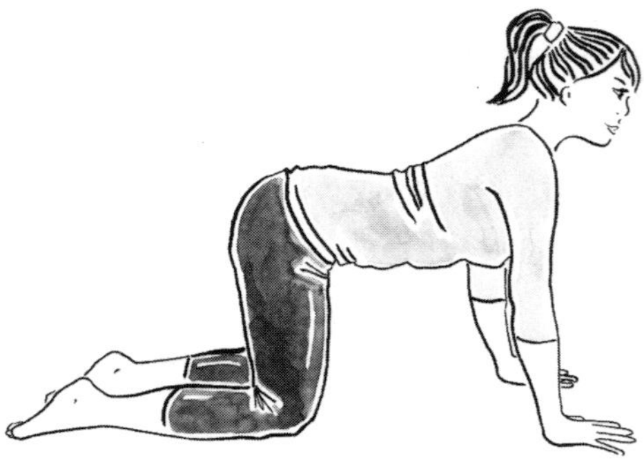

Atme dich mit der Ausatmung wieder in die Katze und mit der Einatmung zurück in die Kuh. Versuche, die Bewegung immer größer werden zu lassen, immer tiefer zu atmen, spüre, wie die Atmung dich auch von innen bewegt und Raum schafft. Mache die Übung so lange, wie du dich dabei wohlfühlst, mindestens jedoch fünfmal. Spüre kurz im Sitzen nach (das kann auf der Bettkante sein, auf einem Stuhl, auf einem Meditationskissen oder auf einem Yogaklotz auf der Yogamatte). Achte auf deine Atmung, die Bewegungen deines Körpers beim Atmen. Dann stehe langsam auf.

FINGER-TIPP

Die aufgespannten Finger sind sehr (!) wichtig, denn sonst bekommst du Schmerzen im Handgelenk, weil dieses überlastet wird. Probier mal den Unterschied, spüre, wo sich das Gewicht hinbewegt, wenn du die Finger locker lässt, und wohin sich die Belastung verteilt, wenn du ganz bewusst Daumen, Zeigefinger und kleinen Finger in die Matte drückst. Dies gilt für alle Yogaübungen, bei denen du die Hände flach auf den Boden aufsetzt und Teile deines Gewichts tragen musst, zum Beispiel im Herabschauenden Hund und im Brett.

GENUSS – BEIM FRÜHSTÜCK BEOBACHTET

Wenn du jetzt aufstehst und in die Küche gehst, erwarten dich viele, viele Fragen. Keine Angst – dies ist einfach nur eine Übung, die dich durch dieses Buch und hoffentlich im Leben begleiten wird, eine Routine, die du dir angewöhnen kannst, um den inneren Beobachter zu aktivieren. Der sogenannte innere Beobachter wird dir helfen, vollständig in der Gegenwart anzukommen, und das meditative Element ganz spielerisch in dein Alltagsleben hineinziehen.
Vermutlich geht es nun mit der Vorbereitung eines Heißgetränkes für das Frühstück weiter: Kaffee oder Tee, vielleicht einen frischen Saft – was du auch tust, versuche, es so zu tun, als wäre es das erste Mal in deinem Leben – in

dem, was die Buddhisten „Anfängergeist" nennen. Sei neugierig und betrachte alle deine Handlungen, rieche bewusst am Kaffeepulver oder an den Bohnen, am Tee, spüre alle Bewegungen deines Armes, deiner Hände. Dieser Anfängergeist ist eine Methode, das Bewusstsein, ähnlich wie mit dem inneren Beobachter, in die Gegenwart zu ziehen. Darüber hinaus bekommt dein Gehirn – und damit du – die Chance, jede Handlung und Regung deines Körpers völlig neu zu erleben und vielleicht sogar Muster aufzudecken, die dir durch die jahrelange Routine gar nicht mehr auffallen. Ein simples Beispiel aus meinem Erleben – eines, das zeigt, wie uneffektiv manche Handlungen sind: Jahrelang habe ich alle leeren Flaschen in einen Korb getan, um sie dann vor dem Entsorgen wieder mühselig nach Pfand- und Nichtpfandflaschen zu sortieren.
Irgendwann nach einer Meditation am Morgen ereilte mich die Erkenntnis: Ich könnte sie ja gleich in zwei verschiedene Taschen sortieren, getrennt nach Pfand und Container ... Schlau, was? Für so was muss ich jahrelang meditieren. Ich könnte dir aus diesem Bereich lauter peinliche Beispiele nennen, begleitet von meiner Lebensbeichte, in welchem Chaos ich mich bis vor der Manifestation des Yoga in meinem Leben befunden habe. Aber das wird ein anderes Buch ...

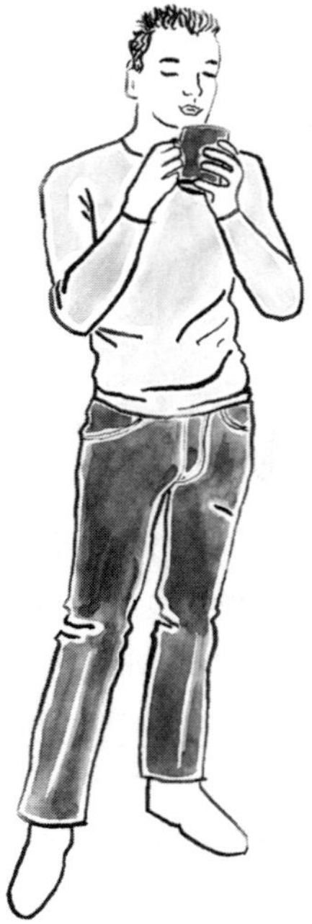

Achte darauf, wie du atmest, während du all diese Dinge ausführst, dein Frühstück bereitest. Freust du dich auf das Frühstück, nimmst du dir Zeit, oder ist das nur eine Routineangelegenheit, die schnell erledigt werden muss? Bewerte dies nicht, stelle nur fest. Wenn du darauf achtest, kostet es dich keine Zeit, du machst alles wie immer, nur mit Aufmerksamkeit.

Beobachte dann, wie du dich hinsetzt, wo auf dem Stuhl, vorn, hinten, mittig auf der Sitzfläche? Wie fühlen sich dein Rücken, deine Beine, deine Füße an? Wie verzehrst du dein Frühstück? Trinkst du Kaffee oder Tee? Wie isst/trinkst du? Mit Genuss? Kaust du gründlich oder schnell, liest du während des Frühstücks, startest du den Computer und checkst schon mal die ersten E-Mails? All das ist in Ordnung, es geht nur um das Betrachten all deiner Aktionen, sei dein eigener Beobachter. Behalte stets deine Atmung im Fokus. Am Anfang kann einen das ganz kirre machen, Atmung, Bewegungen und Gewohnheiten zu beobachten. Du stellst vielleicht ganz komische Sachen fest, wie Unruhe, Nervosität, Unsicherheit (Atme ich zu flach? Warum pikst das in meinem Brustkorb? Ich kann gar nicht fließend atmen! Warum mache ich das immer so und nicht anders?). Aber dies ist ganz normal und vergeht auch wieder, versuche, „einfach" beim Beobachten zu bleiben. Wenn es dir zu viel wird, mach eine Pause, ganz ohne schlechtes Gewissen.

DENTAL-YOGA

Nun im Bad, das Zähneputzen ist an der Reihe: Wie riecht die Zahncreme, welche Farbe hat sie? Welche Farbe hat deine Zahnbürste? Fängst du erst rechts oder erst links an zu putzen?

Zum Thema Gewohnheiten, Zähneputzen und den Versuch, mal etwas anders zu machen, eine kleine Anekdote: Als ich das letzte Mal bei der halbjährlichen Prophylaxe bei einem neuen Zahnarzt auf dem Stuhl saß, sagte die sehr erfahrene und kompetente Zahnarzthelferin nach einem kurzen Blick in meinen Mund: „Aha, Sie sind Rechtshänderin!" – „Wiefo?", fragte ich – so gut es mit weit geöffnetem Mund eben geht. „Na ja, Sie beginnen immer auf der linken Seite zu putzen, da haben Sie noch ein bisschen mehr Schwung. Fangen Sie doch in Zukunft mal auf der rechten Seite an. Dann haben die Zähne auf dieser Seite auch mehr davon." – „Verwuchich."

Neuronale Plastizität – wir wissen es ja jetzt – hat sich also in meinem Gehirn einen Weg gebahnt. Ich versuchte also die nächsten zehn Tage, rechts mit dem Putzen anzufangen, und siehe da – nach ebendiesen zehn Tagen gelang es mir tatsächlich, halb automatisch auf der anderen Seite zu beginnen, nach ein paar weiteren Tagen war auch mein Gehirn überzeugt, und ich musste nicht mehr darüber nachdenken. Die Gute wird mich das nächste Mal für eine Linkshänderin halten, und dann geht's wieder von vorn los.

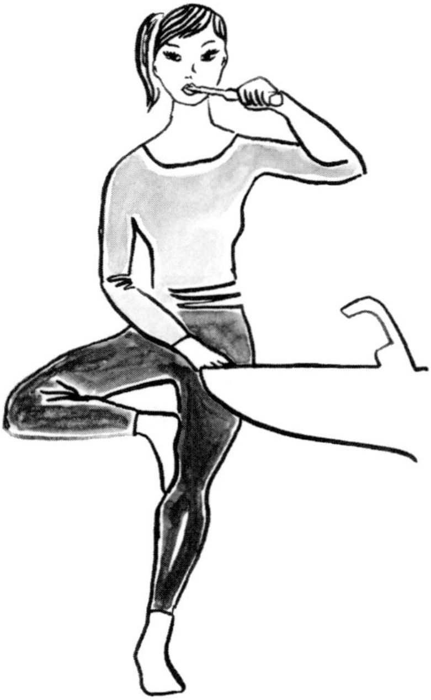

Während du deine Zähne putzt, kannst du ganz nebenbei auch hier eine Yogaübung einflechten: den Baum.

Der Baum sorgt für eine gute – klar – Verwurzelung und lässt dich den Tag sehr ruhig und gefestigt angehen. So leicht kann einen starken Baum nichts umhauen. Außer mangelnde Übung, aber du weißt ja, was hilft!

Du stehst also Zähne säubernd am Waschbecken. Verlagere das Gewicht auf das linke Bein. Dein rechter Fuß verlässt langsam den Boden, und du setzt ihn auf den anderen Fuß oder die Wade oder oberhalb des Knies oder sogar höher an der Innenseite des Oberschenkels ab. Oder du gehörst zu denen, die sehr offene Hüften haben, dann kommt der Fußrücken gern im Halben Lotus in die Lendengegend, eventuell musst du für die Platzierung des Fußes die Hand zu Hilfe nehmen – aber wende keine Gewalt an!

Und nun öffne die rechte Hüfte, das heißt, schiebe das Knie nach außen, als wäre dein Körper an der Vorderseite ganz flach. Solltest du ins Schwanken kommen, ist da ja noch der Waschbeckenrand zum Festhalten ... Bleibe so lange im Baum, bis du die gesamte obere Zahnreihe geputzt hast. Dann setze den Fuß langsam wieder ab, spüre kurz den Unterschied zwischen linkem und rechtem Bein und nimm den Unterkiefer in Angriff (mit der Zahnbürste!). Verlagere dafür das Gewicht auf das rechte Bein und lege das linke Bein an die gleiche Stelle wie zuvor das rechte.

Die ganze Übung hat ganz nebenbei zur Folge, dass den Zähnen eine etwas gründlichere, weil minimal längere Reinigung zuteilwird.

Den Baum kannst du übrigens auch beim Abspülen, Kaffeekochen, Telefonieren ... üben.

Alle sonstigen Morgengewohnheiten, die hier nicht erwähnt sind, sind natürlich grundsätzlich ebenso geeignet, dem Achtsamkeitscheck unterzogen zu werden. Aber mach dich nicht verrückt, dies sind nur Anregungen und Ideen. Es ist nicht nötig, in ein paar Stunden zum Superyogi zu mutieren (aber ein bisschen Yogi schadet niemandem ...).

ACHTSAM IN DIE WELT HINAUS

Jetzt geht es raus in die Welt, auf den Weg ins Büro, zum Arbeitsplatz. Diese Fragen bieten sich für dein Achtsamkeitstraining an (oder erfinde neue): Wie gehe ich? Wie atme ich beim Gehen? Gibt es eine Verbindung zwischen Gehen und Atmen? Wie klingt meine Umgebung? Was höre ich? Was sehe ich? Welche Farben nehme ich wahr?

In der S-Bahn, in der U-Bahn oder im Bus frage dich: Wie nehme ich die anderen wahr? Wen nehme ich wahr? Wie verhalte ich mich anderen gegenüber?

Im Auto oder auf dem Fahrrad: Wie reagiere ich auf andere Autofahrer? Wie fühle ich mich beim Auto- oder Fahrradfahren? Woran denke ich?

Wichtig: Vor lauter Fragen nicht den Verkehr aus den Augen verlieren ...

Versuche auch deine Umgebung im zitierten Anfängergeist wahrzunehmen – auch wenn du diesen Weg schon Hunderte Male gefahren oder gegangen bist, entdecke diesen Teil der Welt ganz neu. Benutze alle deine Sinne. Frage dich: Was rieche ich? Was sehe ich, welche Farben, welche Strukturen? Wie ist das Licht? Was höre ich, Stimmen, Geräusche, Musik?

Etwas, das mir selbst sehr schwerfällt: in der S- oder U-Bahn nicht aufs Smartphone zu starren, E-Mails zu checken, am besten auch gleich noch zu beantworten, mich auf Facebook rumtreiben. Ich nehme mir manchmal richtiggehend vor, wenn ich an der Haltestelle stehe: „So, jetzt bleibt das Ding in der Tasche." Auf einmal nehme ich die Leute im Waggon wahr (sie mich allerdings selten, da ja inzwischen so gut wie jede/-r das Smartphone bedient). Ich bemühe mich aktiv um eine freundliche Haltung und lächele jemanden an – hui!, er oder sie lächelt zurück, und schon steigt die Laune. Das geht übrigens beim Auto- oder Fahrradfahren genauso, wenn man gerade an einer roten Ampel steht.

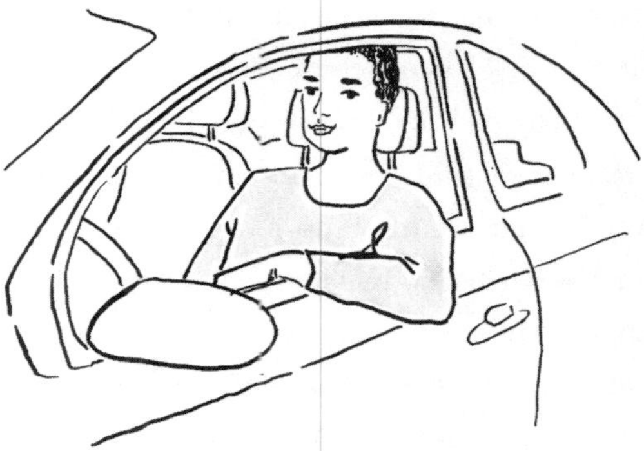

WARTEN OHNE ZU WARTEN

Wenn du also an einer Haltestelle rumstehst oder in der Bahn bist und eben nicht mit deinem Smartphone beschäftigt bist, kannst du auch gleich eine unauffällige Yogaübung machen:
Spüre deine Füße auf dem Boden, in den (hoffentlich nicht zu engen) Schuhen, versuche, deine Zehen nach oben zu ziehen. Dann lass sie wieder herunter und „sortiere" sie in den Schuh. Richte deine Aufmerksamkeit auf jeden einzelnen Zeh, auf den Ballen hinter den Zehen, auf die Außenkan-

ten der Füße und auf die Fersen. Spüre, wie du in deinen Schuhen stehst, spüre die Verbindung der Fußsohlen mit dem Schuh, die Verbindung des Schuhs mit dem Boden. Nimm wahr, welchen Bereich deiner Füße du am meisten spürst: Stehst du mehr auf den Fersen, dem Ballen, oder hast du das Gewicht gleichmäßig auf beide verteilt? Schwankst du hin und her? Spürst du mehr Gewicht auf einem Fuß als auf dem anderen? Niemand in deiner Umgebung wird bemerken, wenn du dir all diese Fragen stellst, du kannst dich ganz sorglos der Selbstbeobachtung hingeben.

Doch wozu solltest du dich überhaupt dabei beobachten, wie du gerade stehst? Nun: Unsere Füße sind eigentlich Sinnesorgane, die Fußsohle ist von vorn bis hinten mit sogenannten Propriozeptoren vollgepackt, die in jeder Millisekunde an die Hirnrinde melden, auf welchem Untergrund wir uns gerade befinden. Darauf reagiert das Gehirn mit Befehlen an die Muskulatur (Anspannung/Entspannung), was wiederum ermöglicht, dass wir uns normalerweise nicht stolpernd und fallend durch die Welt bewegen, sondern aufrecht und sicher. Allerdings ist die Reaktion des Gehirns auch hier mal wieder von der Achtsamkeit seines Besitzers abhängig: Trainierst du deine Aufmerksamkeit nicht, wird das Gehirn langsamer reagieren, die Verletzungsgefahr steigt. Wenn du nicht achtsam bist, knickst du beispielsweise mal um, und das Gehirn kann nicht schnell genug den Befehl an die Muskulatur senden – aua. Das Bewusstsein für deine Füße kannst du natürlich auch immer und überall üben, im Stehen, Gehen und Sitzen. Am besten natürlich barfuß, aber dazu kommen wir später noch mal.

ATMEN AM ARBEITSPLATZ

Total achtsam und aufmerksam, im perfekten Anfängergeist schwelgend, kommst du also im Büro an. Und hast sicher sofort ein paar gut eingeschliffene soziale Verhaltensweisen drauf, die du gleich mal beobachten kannst. Grüßt du freundlich alle, die du triffst? Gibt es Kollegen, die du nicht so gern siehst? Setzt oder stellst du dich gern an deinen Arbeitsplatz? Egal was und wer dir begegnet bei diesen Fragen: Sei lieb und mitfühlend mit dir selbst! Du musst niemand anders sein, ganz im Gegenteil! Sei wie immer, schau dir aber beim Du-Sein zu. Beziehe in deine Beobachtungen immer die Atmung ein. Versuche wahrzunehmen, wie sich die Atmung bei Begegnungen mit anderen Menschen ändert. Vielleicht stellst du dabei fest, dass auch Gedanken und Gefühle wie der Atem kommen und gehen, den Atem teilweise beeinflussen, aber auch ebenso flüchtig sind wie die Luft, die du in deine Lunge saugst und wieder abgibst. Das ist eine wunderbare Erweiterung der Achtsamkeit, eine Übung, die deinen „Achtsamkeitsmuskel“ trainiert.

Sitzt du nun, wie die Mehrheit der arbeitenden Bevölkerung, auf einem Bürostuhl an einem Schreibtisch, kann auch hier ein kleiner Übungsplan mit Yoga Wunder wirken! Allzu oft müssen wir Schreibtischarbeiter mit Rückenproblemen, Konzentrationsschwierigkeiten und vielseitigen nervigen Zipperlein kämpfen. Wie immer ist auch hier das Atmen eine gute Idee, um dich in die Gegenwart und zu dir selbst zurückzuholen, wenn du deinen Atem vergisst – etwa bei schwierigen Telefongesprächen, in der Begegnung mit schlecht gelaunten Kollegen oder während du dich mit komplizierten Aufgabenstellungen auseinandersetzt. Klebe dir einen von den kleinen gelben Post-it-Zetteln auf den Computer, auf dem steht: „Atmen!" Nimm einen tiefen Atemzug, atme laaaang aus und spüre, wie die Anspannung nachlässt. Doch natürlich geht da noch mehr Yogisches auf einem Bürostuhl.

LET'S TWIST: DER BÜROSTUHL ALS ÜBUNGSGERÄT

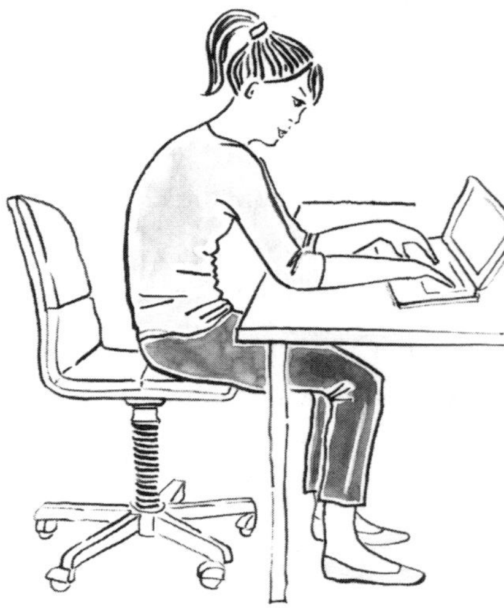

Die folgenden Übungen kannst du jederzeit, einfach zwischendrin, ausführen und dich so bei konzentrierter Arbeit in der immer gleichen Haltung erfrischen. So sieht die klassische Ich-sitze-am-Computer-und-friere-meine-Muskeln-ein-Haltung aus:
Die Schultern sacken nach vorn, sodass der Brustkorb eng wird, der obere Rücken sich rundet, und, um alles gut lesen zu können, was man/frau da so schreibt, recken wir den Hals nach vorn – und das vermutlich schon seit vielen Jahren ... Die Folgen: Die Atmung wird flach, da das Zwerchfell sich im Bauchraum kaum mehr bewegen kann, Nacken und oberer Rücken verkrampfen sich, die Muskeln verkürzen sich, der untere Rücken muss diese Schwäche am Oberkörper kom-

pensieren, verkrampft ebenfalls und schmerzt. Da müssen wir der Gewohnheit eine Alternative bieten und das Körpergedächtnis anregen, eine neue Haltung einzuüben!

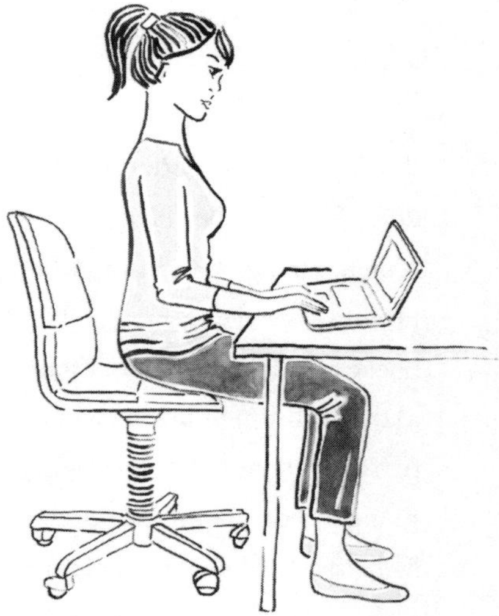

So wäre es schön: Schultern zurück, Schulterblätter schmelzen Richtung Hüfte, der Nacken wird lang und gerade als Fortsetzung der Lenden- und Brustwirbelsäule, das Becken richtet sich auf, die Sitzknochen werden spürbar auf dem Stuhl, die Körperseiten werden lang und der Brustkorb offen. Wie geht das?

Ein einfaches Mittel, die Wirbelsäule zum Leben zu erwecken, kennst du schon in einem anderen Zusammenhang (Guten Morgen!): Katze – Kuh. Diese Übung kannst du jetzt auf dem Stuhl durchführen:

1 Setze dich vorn an den Rand der Sitzfläche (die Sitzknochen noch gut auf dem Polster platziert), Knie und Unterschenkel bilden einen rechten Winkel. Lege die Hände mit den Handflächen nach oben auf deine Oberschenkel und lasse die Arme entspannt dort liegen. Atme nun tief ein und ziehe die Ellenbogen nach hinten. Der Brustkorb öffnet sich nach oben, das Herz hebt sich, der Rücken biegt sich nach hinten, der Blick richtet sich zur Decke – eben wie im Morgen-Vierfüßler, nur im Sitzen.

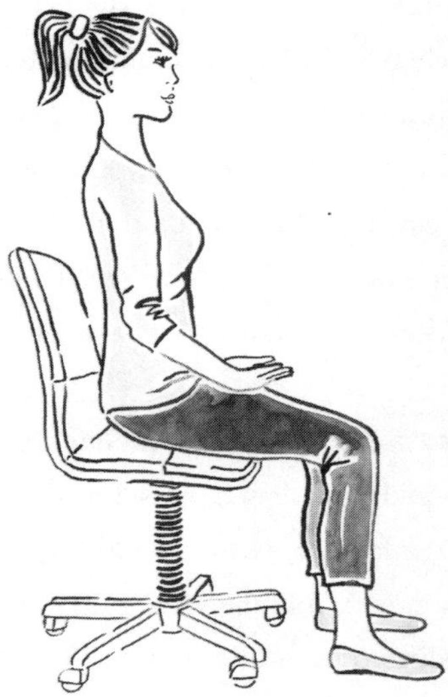

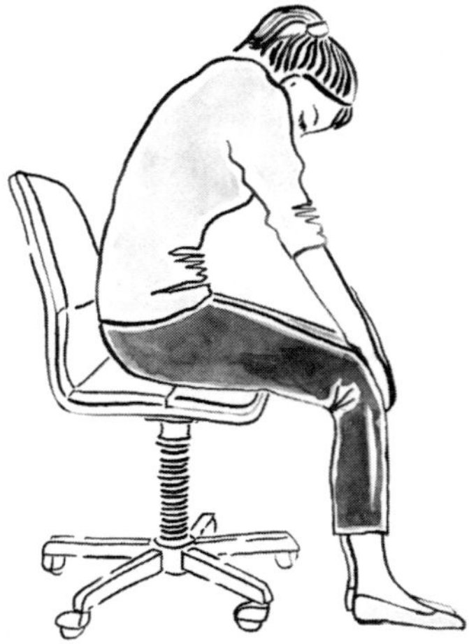

Katze im Büro

2 Ausatmend rundest du deinen Rücken wieder: Schiebe die Hände nach vorn zu den Knien, drehe die Handflächen, sodass du die Hände über den Kniescheiben ablegen kannst, blicke auf deinen Bauch. Ziehe den Bauchnabel aktiv nach innen und genieße die kleine Atempause nach dem Ausatmen, dann lass die Einatmung wieder kommen, drehe die Hände um, ziehe die Ellenbogen wieder nach hinten, richte dich mit der Atmung auf, und weiter geht's. Versuche diesen Ablauf mindestens dreimal zu machen, dabei immer tiefer zu atmen und parallel zu deinem Atem die Bewegungen größer werden zu lassen.

Durch die Schreibtischhaltung werden nicht nur Rücken und Nacken, sondern auch die Seiten deines Körpers in Mitleidenschaft gezogen. Der Abstand zwischen Achseln und Hüftknochen schrumpft, wodurch unter anderem auch die Atmung beeinträchtigt wird. Das Zwerchfell kann sich nicht weit genug ausdehnen, und die Zwischenrippenmuskulatur, die dafür sorgt, dass die Lunge sich zur Seite ausdehnt und du mehr Atemluft und so mehr Sauerstoff aufnimmst, kann sich nur minimal bewegen. Drehhaltungen sorgen dafür, dass sich die Atmung wieder vertieft und der Bewegungsradius des Atemapparats sich wieder erweitert.

Drehsitz im Büro

3 Setze dich dafür wieder vorn an die Sitzfläche des Stuhls, die Knie rechtwinklig zu den Unterschenkeln. Drehe dich nun, je nach Beschaffenheit der Armlehnen, entweder 90 Grad nach links – oder, wenn dein Stuhl durchgehende Armlehnen hat, nur 45 Grad nach links. Die linke Hand setzt du in der Mitte oder an der linken Ecke der Rückenlehne ab, je nachdem, wie weit du

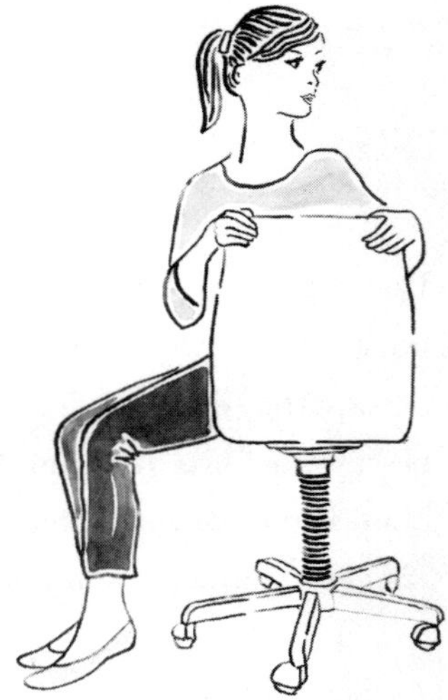

dich drehen kannst und es auch bequem für dich ist. Die rechte Hand liegt entweder an der rechten Ecke der Rückenlehne oder auf der Armlehne. Achte darauf, dass die Hände schulterbreit platziert sind. Richte dich einatmend von innen auf, stell dir vor, wie sich jeder einzelne Wirbel vom Steißbein bis zum Nacken aufrichtet. Richte dein Kinn parallel zum Boden aus und lasse deinen Scheitel zur Decke streben. Ausatmend drehst du dich nun nach links, dabei darf die linke Hand sanft drücken und die rechte ebenso sanft ziehen.
Verweile hier für drei bis fünf Atemzüge, mit jeder Einatmung richtest du die Wirbelsäule auf, mit der Ausatmung dreh dich einen oder zwei gefühlte Millimeter weiter. Sei sehr behutsam, besonders mit deinem Nacken, drehe dich nicht zu weit, bleibe achtsam und liebevoll mit dir.
Mit der nächsten Ausatmung drehst du dich zurück in die Mitte und richtest deine Beine nach vorn aus. Spüre kurz in deine linke Seite und beobachte, ob sich die Atmung auf dieser Seite leichter anfühlt. Dann drehe dich in gleicher Weise auf die rechte Seite und führe den Drehsitz dort durch.

Es empfiehlt sich, nach den Übungen eine halbe oder ganze Minute innezuhalten, um mit deinem Bewusstsein noch mal ganz in deinem Körper zu sein. Nur so kann sich die Bewegung auch im Gehirn verankern – und die neuronale Plastizität wird den Rest erledigen. So wird sich dein Körper bei regelmäßiger Übung daran erinnern, dass es viel angenehmer und leichter ist, mit langen Seiten und offenem Brustkorb zu sitzen, zu atmen, zu denken. Automatisch wird er dich in die bequemere Lage hieven. Vorausgesetzt, du probierst es immer wieder aus und trainierst damit dein Körpergedächtnis.

PUMP IT UP!

Durch das lange Sitzen am Schreibtisch werden jedoch nicht nur die Muskeln träge, auch der Rückfluss des Blutes zum Herzen kriecht vor sich hin. Besonders spürbar ist dies in den Beinen, da das Blut in den Venen den längsten und beschwerlichsten Weg zum Herzen zurücklegen muss, entgegen der Schwerkraft. Die klassische Venenpumpe auf dem Stuhl hilft den Gefäßen, das Blut zum Herz zurückzutransportieren, sie beugt Krampfadern vor und erfrischt:

Venenpumpe

1 Setze dich wieder vorn an die Sitzfläche des Stuhls, das linke Bein im rechten Winkel auf dem Boden abgestellt. Das rechte Bein hebst du nun auf die Horizontale, wenn möglich gestreckt. Solltest du Schwierigkeiten haben, das Bein gerade zu heben und trotzdem gerade zu bleiben, dann nimm das Bein nicht ganz so hoch. Nun bewege deinen Fuß in pumpenden Bewegungen, ziehe die Zehen zum Schienbein, dann wieder weg (Point und Flex der Tänzer), anschließend drehe den Fuß mal nach rechts, mal nach links. Während du diese Fußgymnastik praktizierst, führe das Bein nach unten Richtung Boden, ohne es abzusetzen, und wieder nach oben, so lange, wie du es gut aushalten kannst, mindestens aber dreimal rauf und runter mit dem Bein. Das alles bitte mit geradem Rücken – du wirst feststellen, dass auch deine Bauchmuskulatur ordentlich mitarbeitet, um dich aufrecht zu halten – ein netter Nebeneffekt. Und dann kommt auch das linke Bein dran.

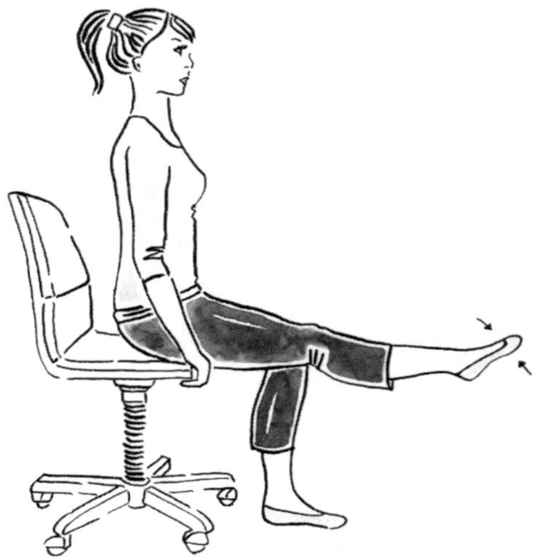

IN BEWEGUNG BLEIBEN

Neben diesen Turneinheiten auf dem Bürostuhl – du kannst ja vielleicht deine Kollegen zum Mitmachen animieren, das gibt Karmapunkte! – gibt es natürlich noch die üblichen Tipps, um Bewegung in den Bürokörper zu bekommen, die du sicher kennst. Sie seien der Vollständigkeit halber hier erwähnt, schwarz auf weiß fühlst du dich vielleicht auch besser daran erinnert und aufgefordert:

- Den Papierkorb nicht unter den Schreibtisch, sondern ein paar Schritte wegstellen.
- Zum Kopieren mal nicht die Praktikantin schicken, sondern selbst machen.
- Zum Telefonieren, wenn möglich, aufstehen und umhergehen.
- Treppe statt Fahrstuhl nehmen.
- Immer wieder mal am Tag aufstehen, recken und strecken, dann wieder bewusst gerade hinsetzen.
- Stellungswechsel auf dem Stuhl: Lümmeln ist ab und an völlig okay, der Rücken will einfach nur bewegt werden, mal nach links, mal nach rechts lehnen, mal nach vorn, mal nach hinten, mal ein Bein auf das andere oder beide auf die Sitzfläche (je nach Toleranzschwelle von Chef und Kollegen und Kundenverkehr ...), du kannst dich auf dem Stuhl mal wie eine Schlange

bewegen, mal die Schultern hochziehen und fallen lassen sowie den Nacken sanft dehnen …

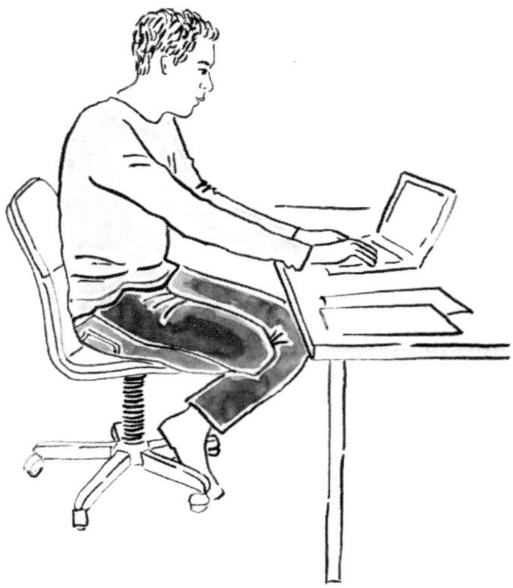

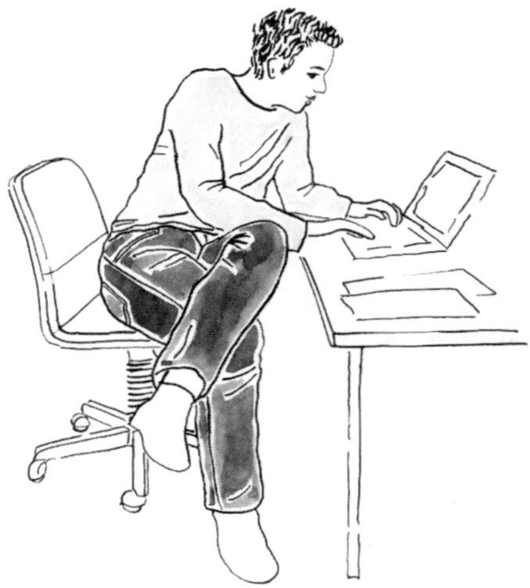

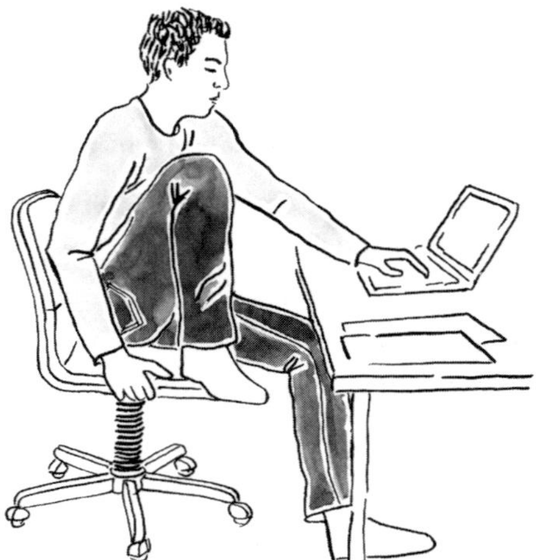

WUNDERWERK FÜSSE

Und es geht noch mehr: Stehst du beispielsweise am Kopierer und musst 367 Seiten durchlassen oder an der Kaffeemaschine eine Tasse Heißgetränk, bietet es sich an, die Aufmerksamkeit in die Füße zu lenken. Das kennst du schon von der Haltestelle am Morgen. Stelle dich auch mal auf die Zehenspitzen, rolle langsam wieder zurück, bewege die Füße auf die Außenkanten, ziehe die Zehen zu den Schienbeinen. Oder balanciere auf einem Bein wie beim Zähneputzen. Wenn eure Bürostimmung es erlaubt, zieh doch mal die Schuhe aus und mache diese kleinen Übungen auf Socken oder barfuß. Diese kleine Fußgymnastik funktioniert auch unauffällig unterm Schreibtisch.

Die Bedeutung der Fuß- und Unterschenkelmuskulatur beispielsweise für die Gesundheit unserer Knie und unseres Rückens wird stetig unterschätzt. So müssen unsere Füße ihr Leben meist in zu engen Schuhen fristen, werden kaum beachtet, und ihre Muskulatur verkümmert buchstäblich unter dieser Lieblosigkeit. 60 Muskeln, 100 Bänder und 200 Sehnen halten dieses Wunderwerk zusammen, dazu kommen 70 000 Nervenenden. Einst waren unsere Füße Greifwerkzeuge, und die Zehen funktionierten genauso präzise wie unsere Finger. Die Muskulatur dafür ist noch vorhanden, aber meist verkümmert. Aber sie ist wie jede Muskulatur trainierbar. Probier mal Folgendes aus, egal ob im Stehen oder im Sitzen, am besten ohne Schuhe: Hebe alle zehn

Zehen vom Boden ab und versuche, sie einzeln, von außen nach innen, wieder abzusetzen. Schwierig, oder? Ich kann das zum Beispiel am rechten Fuß sehr gut, aber meine linken Zehen machen überhaupt nicht mit. Also fing ich vor ein paar Jahren an, das zu trainieren. Inzwischen sind die linken Zehen fast so gut wie die rechten. Lustige Beobachtung: Schau mal deinen Fingern zu, was die während dieses kleinen Ablaufs so machen. Meistens versuchen sie, die Bewegung zu imitieren, als könnten sie die Zehen unterstützen ...

Das mag jetzt alles so klingen, als müsstest du in Zukunft auf deinem Bürostuhl rumzappeln und im Dauerlauf durchs Großraumbüro hoppeln – und das ist gar nicht so ganz verkehrt! Zumindest solltest du etwas mehr Bewegung in deinen Arbeitsalltag einziehen lassen, was gar nicht so schwer und kompliziert ist. Was unser Körper auf Dauer schlicht nicht ertragen kann, ist Bewegungslosigkeit, dafür wurde er nicht gebaut. Du musst also nicht den ganzen Tag kerzengerade auf dem Stuhl sitzen, im Gegenteil! Die Verspannungen und Schmerzen, die wir nach langem Sitzen spüren, sind ohnehin nur ein Aufruf des Körpers, mal wieder die Stellung zu wechseln. Natürlich musst du auch nicht immer alle Übungen durchführen, die ich dir hier vorschlage. Es wird Tage geben, an denen du gar nicht daran denkst, mal die Füße durchzuwalken, weil zu viel los ist, du zu müde oder schlecht gelaunt bist. Alles okay! Aber vielleicht gelingt dir wenigstens eine kleine Sache – bewusst zu atmen zum Beispiel dürfte immer gehen, oder? Der gelbe Post-it-Zettel am Computer erinnert dich daran ...

SPIEL-RAUM: MITTAGSPAUSE MAL ANDERS

Die Mittagspause ist wieder eine perfekte Gelegenheit, Achtsamkeit zu üben. Im Allgemeinen überfällt einen das berüchtigte Mittagstief, sobald die Konzentration nachlässt, der Körper Hunger meldet, sodann mit Futter versorgt wird und anschließend die Verdauung einsetzt. Eigentlich wäre eine Runde auf dem heimischen Sofa viel angenehmer, als sich gleich wieder in die Arbeit zu stürzen. Das hier soll keine Abhandlung zur gesunden Ernährung werden, du kennst sicher alle Grundregeln, wie du allein durch klug gewählte Speisen das Mittagstief in Schach halten kannst. Je mehr Achtsamkeit du dir selbst und damit natürlich auch deinem Körper zukommen lässt, desto weniger wirst du Lust haben, ihn mit Ungesundem vollzustopfen, und desto eleganter kannst du das Mittagstief umschiffen.

Aber es geht noch mehr: Ob du nun auf dem Weg in die Kantine bist, in ein Restaurant oder schnell um die Ecke ein Sandwich holst, versuche, aus dem Dorthinkommen eine Achtsamkeitsübung zu machen. Sicher gehst du diesen Weg täglich, kennst ihn in- und auswendig, aber es gibt immer etwas Neues zu entdecken. Achte genau auf alles, was du siehst: Welche Farbe haben zum Beispiel die Wände der Räume, die du durchquerst, welche Farben haben die Häuser an der Straße, wie sieht das Restaurant, der Imbiss, der Kiosk, der Supermarkt von außen aus, wie von innen? Wenn du ein Spiel daraus machen willst, kannst du dir schon vorher überlegen, bevor du auf die Straße trittst, wie die Häuser dort aussehen etc. Wir gehen im Allgemeinen zwar mit offenen Augen durch die Welt, um von A nach B zu kommen, aber besonders dann, wenn wir Wege schon oft gegangen sind, nehmen wir recht wenig von unserer Umgebung wahr, nur die Eckdaten sozusagen. Diese Aufmerksamkeitsübung kannst du natürlich über den ganzen Tag oder die Woche erweitern. Welche Farbe der Anzug deines Kollegen hatte, den du am Morgen begrüßt hast, oder wie viele Bilder in deinem Büro hängen, sind bedenkbar – wie gesagt, mach ein Spiel daraus.

Um das eventuell auftauchende Stimmungstief aufzufangen, hier noch eine Anregung, die im Übrigen in jeder (schiefen) Lebenslage hilft: Versuche, auf deinem Weg eine Sache – ein Haus, eine Blume, die Sonne, Wolken, das nette Lächeln der Kollegin, ein Paar schöne Schuhe im Schaufenster etc. – zu entdecken, die du aus tiefster Seele und tausendprozentig schön findest. So schön, dass du spürst, wie dein Herz aufgeht und du dich so richtig an diesem Anblick erfreuen kannst, wie diese Freude deinen ganzen Körper durchströmt. Atme tief in den Brustkorb, in hoffentlich frischer Luft, atme lang wieder aus und stelle dir vor, wie das Gefühl der Freude buchstäblich jede Zelle erreicht. Wenn du dich traust und/oder du dich in passender Umgebung befindest, strecke ruhig die Arme aus, damit sich dein Brustkorb und dein Herz noch mehr öffnen können, umarme die Welt! Vielleicht findest du ja mehr als nur einen Grund, dich an deiner Umgebung zu erfreuen – das wäre umso wunderbarer!

Alle diese kleinen Tricks kosten mal wieder keine Zeit und tun etwas für dich und dein Nervensystem: Sie bringen dich in die Gegenwart zurück, lassen dein Gehirn entspannen, die Anspannung in deinem Nervensystem herunterfahren. Alles, was noch für den Tag ansteht, kann im Übrigen genau dann erledigt wer-

den, wenn es an der Zeit ist, und nicht schon gedanklich in der Pause. Mittagspause heißt deswegen so, weil wir alle ganz dringend unsere Pausen einhalten müssen, um gesund und letztendlich leistungsfähig zu bleiben ... Allzu oft wird die Pause zum Arbeiten genutzt, mit Kollegen diskutiert und das nächste Meeting geplant, oder der Laptop sitzt mit am Tisch. Natürlich ist das nicht immer vermeidbar, aber vielleicht kannst du dir einmal oder ein paarmal in der Woche kleine arbeitsfreie Inseln schaffen, echte Pausen.
Sitzt du dann in frisch erblühter Gegenwärtigkeit beim Essen, hast du hoffentlich etwas sehr Leckeres vor dir auf dem Teller, das du gebührend genießen kannst. Gutes Essen ist auf jeden Fall ein triftiger Grund zur Freude!

STRESS VOM HALS SCHAFFEN

Wieder am Arbeitsplatz angelangt, kannst du die bereits oben erwähnten Übungen vom Vormittag wiederholen oder sie über den ganzen Tag verteilen. Trotzdem wirst du irgendwann spüren, dass dein Körper sich wegen des langen Sitzens zu wehren beginnt, indem er Signale in Form von leichten Schmerzen sendet. Gegen Nachmittag meldet sich dann auch meistens der Nacken und verlangt nach Befreiung – erinnere dich an die typische Computerhaltung mit vorgestrecktem Nacken. Die nötige Befreiung kannst du ihm mit folgenden Bewegungen gewähren:

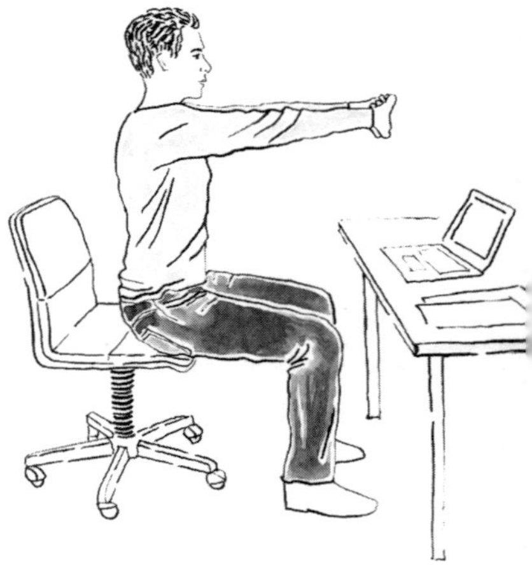

1/2 Setze dich wieder an die vordere Stuhlkante, die Ober- und Unterschenkel im rechten Winkel. Strecke beide Arme auf Schulterhöhe nach vorn aus und verschränke die Finger.
Ausatmend drehe nun die Innenseiten der Hände nach vorn, einatmend hebe die Arme über den Kopf, möglichst gestreckt, der Oberkörper bleibt gerade. Lasse die Schultern nach unten schmelzen, weg von den Ohren, und spüre die Sitzknochen auf dem Stuhl, die Füße auf dem Boden. Ausatmend führe die Arme wieder zurück auf Schulterhöhe, einatmend ziehe die Hände mit gestreckten Armen nach rechts, das Kinn ganz leicht Richtung Brustkorb gezogen. Dabei bewegt sich der Oberkörper kaum mit zur Seite, lediglich die Schultern drehen etwas mit. Versuche, den Blick nach vorn gerichtet zu lassen. Dann atme aus und bewege die Hände wieder in die Mitte, atme ein und wiederhole die Dehnung zur linken Seite. Führe diese Bewegung dreimal auf jeder Seite aus. Wenn du wieder in der Mitte angekommen bist, drehe die Handflächen wieder nach innen, löse die Hände und lasse die Arme sinken, die Hände an den Stuhlseiten herunterhängen.

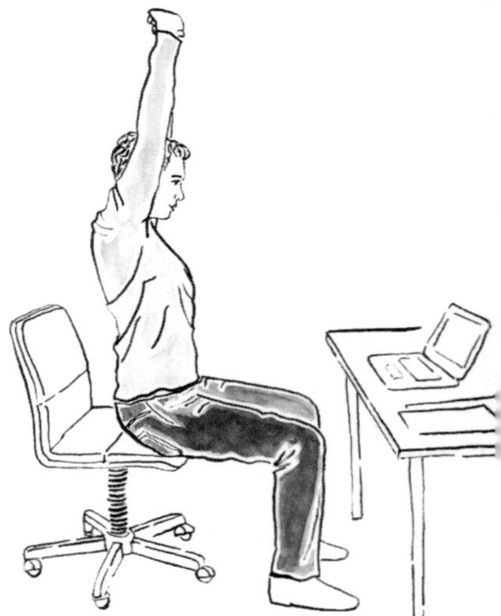

3 Nun „lausche“ mit dem linken Ohr an der linken Schulter, lasse den rechten Arm ganz schwer werden, sodass du spürst, wie sich die Nackenmuskeln auf der rechten Halsseite dehnen. Bleibe drei lange Atemzüge hier. Geh nur so weit, wie es sich angenehm anfühlt, denn die Nackenmuskulatur ist recht empfindlich und verzeiht nur ungern zu viel Zug und Druck. Einatmend bewegst du den Kopf wieder in die Mitte, spüre kurz nach und ziehe dann das rechte Ohr zur rechten Schulter und lasse die linke Hand schwer nach unten hängen.

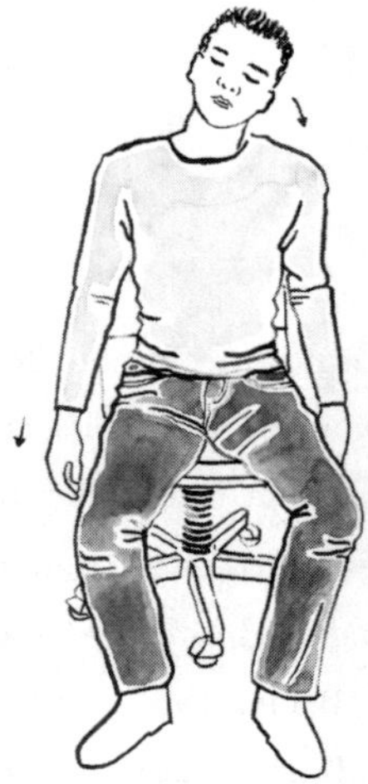

GUT GESCHÜTTELT WIEDER RÜHREN

Deinen Nacken kannst du immer wieder entspannen, indem du ihm ganz leichte Impulse gibst: Dafür schüttle sanft deinen Kopf, nicke leicht, schiebe das Kinn im Halbkreis von links nach rechts und zurück. Die kleinen, feinen Bewegungen sorgen dafür, dass eingefrorene Muskeln wieder gelockert und die Gelenke an den Wirbeln mobilisiert werden. Ich schüttle manchmal auch die Schultern auf dem Stuhl aus: Dafür die Schultern abwechselnd nach vorn und hinten bewegen, bis eine Schüttelbewegung entsteht und der Oberkörper zu wackeln beginnt (im Tanz „Shimmy“ genannt). Um die Hüften zu mobilisieren, drücke die Gesäßbacken mit den Sitzknochen voran abwechselnd in kleinsten Bewegungen auf die Sitzfläche, als würdest du in einem Auto sitzen, das mit harter Federung übers Kopfsteinpflaster fährt. Das entspannt auch wunderbar den unteren Rücken. Gut geschüttelt kannst du viel entspannter wieder an die Arbeit gehen.

AUGENMERK AUF DIE AUGEN

Im Laufe eines hinter dem Computer verbrachten Tages ermüden nicht nur die Nacken- und Rückenmuskeln, sondern auch die Augen werden ziemlich angestrengt durch das permanente Starren auf den Bildschirm. Ein paar Augenübungen erfrischen die beiden aufs Erfreulichste: Dafür reibe zunächst einmal sehr kräftig deine Handflächen aneinander, bis sie sich heiß anfühlen – Brillenträger entledigen sich natürlich zuerst ihrer Sehhilfe. Lege die Handflächen dann auf die geschlossenen Augen und genieße die Wärme, die sich auf den Augenlidern und in den Augäpfeln ausbreitet. Verweile hier ein paar Atemzüge, nimm schließlich die Hände wieder weg von den Augen und öffne sie.

Jetzt kannst du mit ein paar leichten Augenübungen fortfahren oder diese auch über den Tag verteilen: Rolle die Augen im Kreis herum, erst im Uhrzeigersinn, dann andersherum. Schaue von links nach rechts, langsam und bewusst, aber bewege dabei nur die Augen, nicht den Kopf. Nach oben und unten, schräg links oben, schräg links unten, schräg rechts oben, schräg rechts unten und noch einmal im Kreis herum – in die eine und in die andere Richtung. Lasse deinen Blick in die Ferne schweifen (übrigens immer noch ohne Sehhilfe), wenn es geht, blicke aus dem Fenster oder in die entfernteste Ecke des Raumes, kehre mit dem Blick wieder zurück zu einem Punkt in der Nähe, zum Beispiel irgendwo auf deinem Schreibtisch (nicht auf dem Bildschirm). Pendle zwischen diesen beiden Distanzen hin und her. Bleibe aber auch bei den Augenübungen achtsam, überanstrenge dich nicht, das wäre eher kontraproduktiv ...

AN ALLE NICHTBÜROMENSCHEN

Natürlich ist mir klar, dass nicht die gesamte Bevölkerung den ganzen Tag auf einem Bürostuhl zubringt. Die sogenannten Büromenschen stellen lediglich knapp die Hälfte der erwerbstätigen Bevölkerung in Deutschland dar. Handwerker, Landwirte, Dienstleister, Pädagogen, Pflegekräfte und Angehörige medizinischer Berufe, Erwerbstätige in der Gastronomie und im Verkehrswesen, Mütter und Väter, die in Elternzeit sind, und viele mehr konnte ich in diesem Buch leider nicht extra berücksichtigen. Die Übungen während der Arbeitszeit richten sich in der Hauptsache an sitzende Menschen. Ich selbst gehöre ja auch nicht zu den Leuten, die meistens am Computer oder Schreibtisch sitzen – nur etwa 40 Prozent meiner Arbeitszeit verbringe ich dort, der Rest ist Action auf der Bühne, im Yogastudio und bei meinen Business-Yogakursen. Und so ist es bei mir und innerhalb der oben genannten Berufe und Tätigkeiten so, dass das Tun oft schon eine Art Flow darstellt und viel Bewegung mit im Spiel ist: Ein Schreiner muss hoch konzentriert bei der Arbeit und körperlich fit sein, die Lehrerin steht meist vor der Klasse, die Schüler im Blick, Mütter oder Väter sind immer in Bewegung und in jedem Moment für den Nachwuchs präsent. Wobei ich natürlich die Arbeit im Büro als nicht weniger konzentriert herabwürdigen möchte! Allerdings haben wir im Büro – ein kleiner Vorteil – etwas mehr Möglichkeiten und Flexibilität, mal kurz und meist auch nach unseren Bedürfnissen eine Pause zu machen, sei es auch nur eine Minute oder eine kurze Atempause, und – der Nachteil – wir nehmen meist die immer gleiche Arbeitshaltung ein, eben auf dem Bürostuhl sitzend.

Die Übungen kannst du jedoch auch durchführen, wenn du in einem nicht sitzenden Beruf arbeitest. Den Morgen kannst du natürlich ebenso achtsam gestalten wie beschrieben, den Weg in die Mittagspause und zur und von der Arbeitsstelle ebenfalls. Wenn du die Möglichkeit hast, während der Arbeit eine Pause einzulegen, und einen Stuhl zur Verfügung hast, tun auch dem Nichtsitzenden die Bewegungen auf dem Stuhl und die Augenübungen sehr gut! Verspannungen durch einseitige Belastungen kennst du sicher auch ... Alles, was dich aus der Bewegungsroutine herausholt, ist willkommen und hilfreich. Der Abend mit seinen Übungen ist natürlich genauso für dich geeignet, ebenso die Praxis für Urlaub und Wochenende.

Achtsamkeit, Meditation und Yogaübungen haben immer einen tollen Effekt auf Körper, Seele und Geist, egal welchen Beruf du ausübst und besonders dann, wenn du entweder viel sitzt oder ständig in Bewegung bist und/oder konzentriert sein musst.

HEIMKOMMEN – ANKOMMEN

Irgendwann geht jeder Arbeitstag zu Ende – hoffentlich war dieser angefüllt mit viel Achtsamkeit, und dein Rücken hat seine harte Aufgabe, dich aufrecht durch den Tag zu tragen, dank der unterstützenden Übungen mit Bravour gelöst. Auf der Fahrt nach Hause kannst du, wenn du Lust hast, die Übungen vom Vormittag wiederholen oder dir nur eine rauspicken oder einfach nur aus dem Fenster des jeweiligen Verkehrsmittels schauen. Versuche wieder, ganz in der Gegenwart anzukommen, indem du deinen Atem beobachtest, vielleicht deine Aufmerksamkeit wieder auf etwas Schönes richtest oder eine Mitfahrerin oder einen Mitfahrer anlächelst.
Zu Hause angekommen, beginne wieder mit den Fragen, die dich in den jetzigen Moment bringen: Wie komme ich zur Tür herein? Wen begrüße ich wie? Oder, wenn du allein zu Hause bist: Was mache ich als Erstes nach dem Hereinkommen? Normalerweise gibt es ja auch für das Nachhausekommen einen festgelegten Fahrplan, eine Routine, die du automatisch ausführst. Selbstverständlich kannst du bei dieser Gewohnheit bleiben, mit dem Unterschied, dass du dir selbst dabei zusiehst. Jeder Handgriff, jeder Atemzug, jede Aussage, die du jemandem gegenüber machst, verdient Beachtung.

Um den Tag dann schließlich in Achtsamkeit zu beenden und in einen entspannten und erholsamen Schlaf zu sinken, bietet Yoga ganz wunderbare Möglichkeiten. Apropos Achtsamkeit: Sei behutsam mit dir selbst beim Üben. Der Atem leitet dich – wenn du nicht mehr entspannt atmen kannst in einem Asana, dann gehe einen Schritt zurück und sei sanfter mit dir. Wenn du stechende Schmerzen spürst, beende (langsam!) die Übung! Dehnschmerzen hingegen sind immer erlaubt und meistens auch, gut beatmet, aushaltbar.

ABEND-FLOW

Eingangs eine ganz tolle Übung, die du allerdings nur durchführen kannst, wenn du der glückliche Besitzer oder die glückliche Besitzerin einer Badewanne bist. Aber ich finde sie so klasse für das Wahrnehmen des eigenen Körpers, zudem sehr hilfreich für die Endentspannung im Yoga, das sogenannte Savasana (Totenstellung), und dabei so simpel, dass ich sie dir nicht vorenthalten möchte: Bevor du aus der Badewanne aussteigst, bleibe einfach liegen, wenn du das Wasser herauslässt. Spüre, wie sich durch das langsam abfließende Wasser dein Körper immer schwerer anzufühlen beginnt. Es ist, als ob du von einem Schwebezustand langsam wieder auf der Erde ankämst, die Schwerkraft ganz neu spüren und dabei den ganzen Körper fühlen kannst. Bleibe in der Wanne liegen, bis das Wasser ganz herausgelaufen ist, vorausgesetzt, es ist kuschelig warm im Bad und du frierst nicht. Ganz am Schluss spürst du dann dein komplettes Gewicht in der Wanne, den gesamten Körper vom Scheitel bis zur Sohle – herrlich!

Bevor du ins Bett gehst, bietet es sich an, einen kurzen Yoga-Flow zu versuchen. Flows zeichnen sich dadurch aus, dass jede Bewegung mit der nächsten durch den Atem verbunden ist, so entsteht ein fließender Ablauf, fast wie eine kleine Choreografie. Durch Flows harmonisiert sich die Atmung, das Nervensystem kommt zur Ruhe, und, wie so oft im Yoga, du kommst völlig im Moment an (siehe auch Vinyasa, S. 104). Der folgende Ablauf ist außerdem nicht anstrengend, sodass du anschließend nicht wach im Bett liegst, weil dein Puls zu hochgeschnellt ist. Lege dir ein Kissen oder, wenn du einen hast, einen Yogablock bereit, ein dickes Buch tut es aber auch. Für die Schlussentspannung brauchst du eine Decke und eventuell ein kleineres Kissen für den Kopf.

Katze/Kuh/Vierfüßler/Seitdehnung

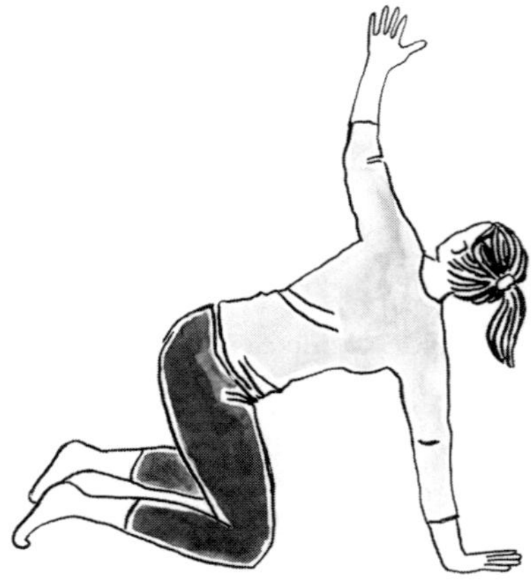

1–4 Als Erstes zwei alte Bekannte: Katze und Kuh, dreimal jedes Tierchen (siehe S. 31/32). Dann bleibe im Vierfüßler, atme tief ein, strecke den linken Arm senkrecht nach oben, die Hand zeigt zur Decke. Öffne die linke Seite deines Oberkörpers. Drücke die rechte Hand fest in die Matte, so öffnet sich die linke Seite noch mehr. Strecke die Finger der linken Hand gegen die Decke und atme tief in die linke Seite.

Schulterdehnung

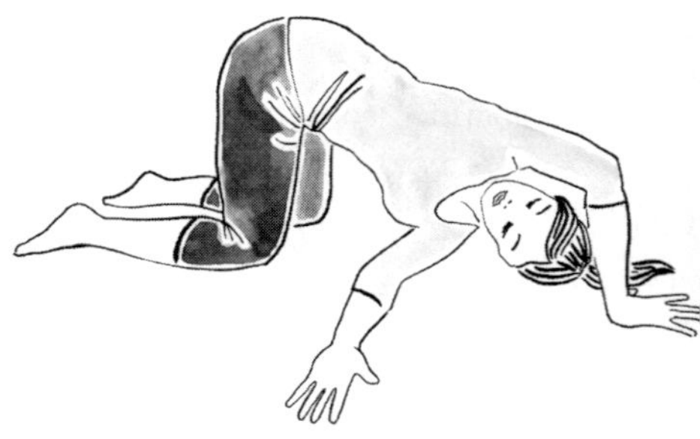

5 Ausatmend senke den linken Arm zur Seite und weiter nach unten ab, schiebe nun die Hand mit der Handfläche nach oben am Boden entlang im rechten Winkel nach rechts unter dem rechten Arm hindurch. Lege den Kopf und die linke Schulter am Boden ab und genieße die Dehnung in den Schulterblättern. Wenn du die Dehnung noch verstärken möchtest, lege die rechte Hand mit dem Handrücken auf das Steißbein oder strecke sogar den Arm lang nach oben aus. Einatmend stell die Hand wieder vorn auf die Matte auf und komm in den Vierfüßler zurück. Wiederhole das Ganze mit dem rechten Arm.

Kind

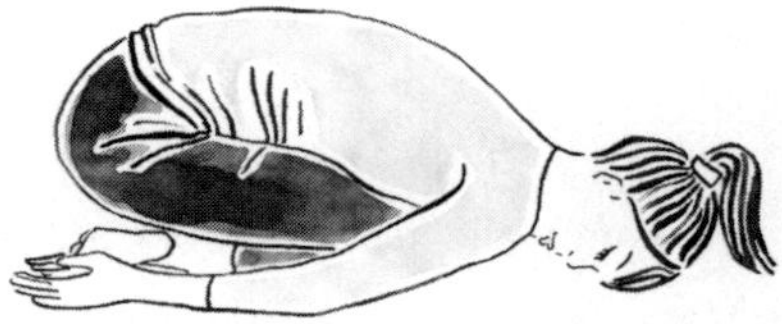

6 Wenn du wieder im Vierfüßler angekommen bist, bewege die Knie auseinander und die großen Zehen zueinander, schiebe ausatmend dein Gesäß nach hinten zu den Fersen, lege die Stirn vor dir am Boden und die Arme nach hinten ab, damit die Schulterblätter sich entspannen können, und verweile in der Kindstellung mit weit geöffneten Knien. Wenn du mit dem Gesäß nicht ganz bis zu den Fersen kommst, lege dir ein Kissen zwischen Unter- und Oberschenkel und lasse dich darauf mit dem Gesäß nieder und/oder lege auch den Kopf auf einem Kissen ab. Bleibe hier für mindestens fünf tiefe Atemzüge und spüre deinen Atem bis in den Rücken, fühle, wie der Rücken und die Seiten sich beim Einatmen ausdehnen.

Fersensitz

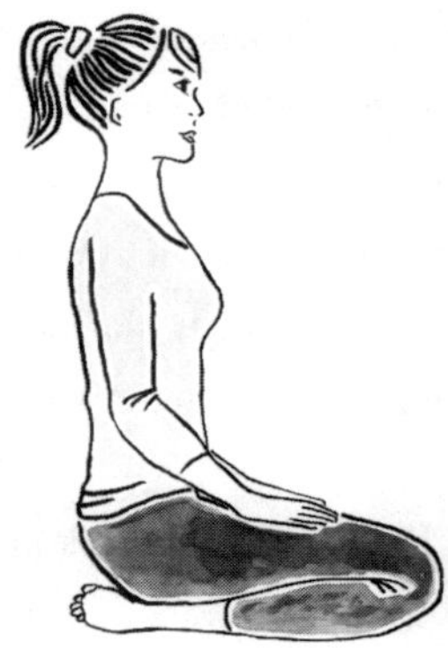

7 Hebe einatmend den Kopf, entferne die Kissen von der Matte und setze dich kurz in den Fersensitz, dann verlagere das Gewicht auf die linke Gesäßhälfte und lege die Beine lang nach vorn an den Rand der Matte ab.

Abrollen

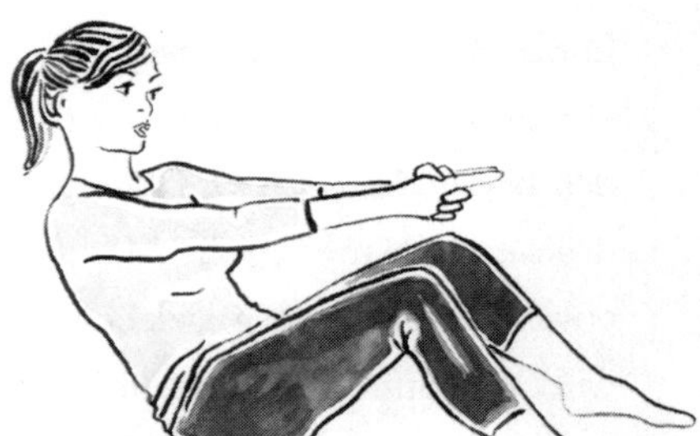

8 Stelle die Beine auf, strecke die Arme aus, die Hände verschränkt, die Zeigefinger aneinandergelegt, atme ein und richte die Wirbelsäule von innen auf. Ausatmend rolle dich Wirbel für Wirbel nach unten ab, die Füße bleiben auf der Matte. Benutze deine Bauchmuskeln, um das Abrollen abzubremsen, nimm die Arme über den Körper ausgestreckt mit.

Ablegen

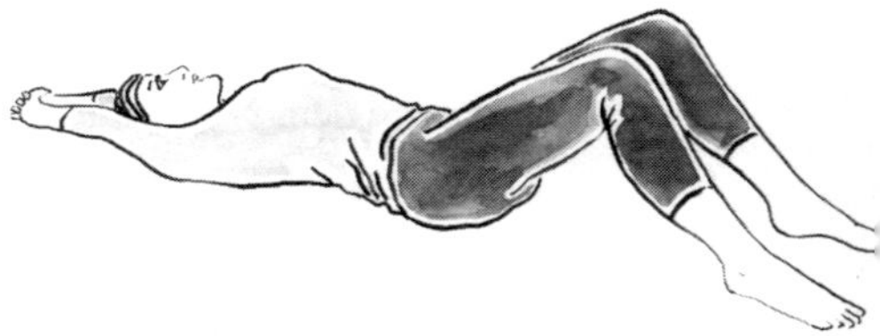

9 Wenn alle deine Wirbel auf der Matte angekommen sind, strecke die Arme über den Kopf aus und lege sie dort ab. Atme noch mal tief ein und strecke dich, lege mit dem Ausatmen die Arme mit den Handflächen nach unten neben dem Körper ab.

Die Lendenwirbelsäule ist allzu oft das Sorgenkind in unserer Sitzkultur. In „Wirklichkeit" zeichnet sich die menschliche Wirbelsäule durch eine schöne Kurve nach vorn im unteren Rücken aus, eine sogenannte Lordose.
Durch die viel zitierte Computerhaltung verschwindet diese Kurve zumindest beim Sitzen. Die Folge ist die Daueranspannung der Muskulatur im unteren Rücken und eine Schwächung und Verkürzung der Bauchmuskulatur. Aber Yoga eilt uns auch hier zu Hilfe. Mit der Schulterbrücke und den folgenden Übungen kehrt wieder Entspannung in diesen überstrapazierten Bereich ein.

Schulterbrücke

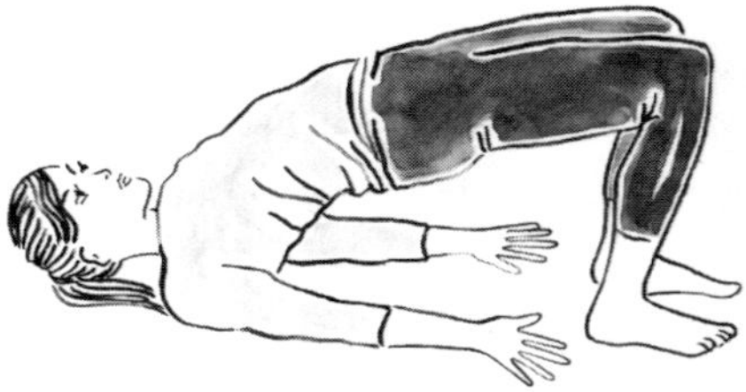

10 Du liegst also auf dem Rücken. Stelle die Füße so nah wie möglich an den Körper heran, wenn du kannst, nimm die Knöchel in die Hand und ziehe die Füße Richtung Gesäß. Presse nun einatmend die Füße in den Boden, hebe das Gesäß und die Hüfte, drücke die Hände in die Matte, das Kinn etwas vom Brustbein wegziehen, damit der Nacken nicht auf die Matte gedrückt wird, und atme in den Brustkorb. Bleibe für drei Atemzüge in der Schulterbrücke und lege dann ausatmend langsam den Rücken und das Gesäß wieder auf der Matte ab.

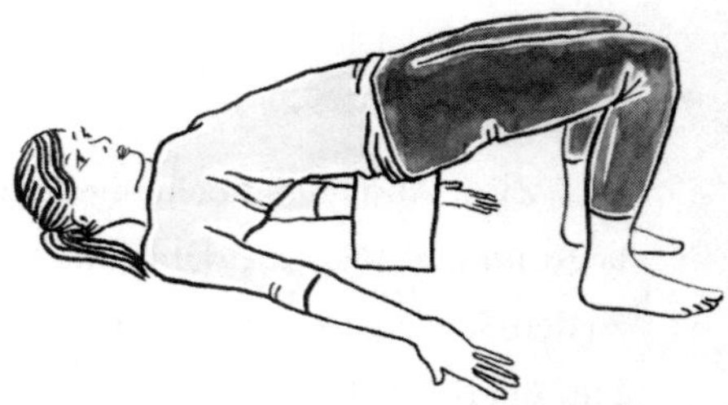

11 Wiederhole die Schulterbrücke entweder in dieser Weise oder probiere folgende Variante: Nimm einen Yogablock und stelle ihn mit der kurzen Seite unter das Steißbein, lasse die Hände mit den Handflächen nach oben neben dem Körper liegen. Wenn dir diese Stellung angenehm ist, bleibe ruhig ein paar Atemzüge hier. Probier einfach aus, ob und wie lang du es magst, für manche ist diese unterstützte Schulterbrücke unangenehm, ich finde sie herrlich entspannend für den unteren Rücken. Achte darauf, dass du danach den Block wieder sehr langsam herausziehst und dich ebenso langsam und achtsam mit der Ausatmung ablegst.

12 Lasse nun die Beine nach vorne gleiten und lege die Arme wieder neben dem Körper ab, die Handflächen zeigen nach unten. Atme ein und ziehe das rechte Knie an den Brustkorb, verschränke die Hände um das Knie. Hebe das linke Bein nur einen Zentimeter gestreckt vom Boden ab. Achte darauf, dass die Lordose im unteren Rücken erhalten bleibt, du also nicht die Lendenwirbelsäule auf die Matte presst, sondern eher das Gefühl hast, du könntest deine Hand unter dem Rücken durchschieben. Bleibe einen Atemzug hier, dann wechsle einatmend die Seite, strecke das rechte Bein aus und ziehe das linke Bein an den Brustkorb. Der Wechsel findet in der Luft statt, lege das rechte Bein also nicht ab. Die Lordose bleibt erhalten, auch beim Wechseln der Beine. Wiederhole die Bewegung zu jeder Seite dreimal.

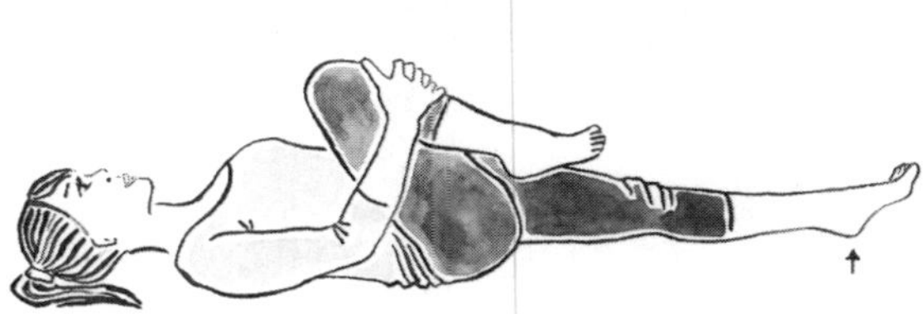

13 Zum Abschluss noch eine meiner Lieblingsübungen, das Krokodil: Du liegst immer noch auf dem Rücken, die Arme diesmal 90 Grad vom Körper zu den Seiten gestreckt, die Handflächen zeigen zur Decke. Stelle den rechten Fuß oberhalb des Knies auf das linke Bein, atme tief ein und lasse mit der Ausatmung das Knie nach links Richtung Boden sinken, drehe gleichzeitig den Kopf nach rechts. Achte darauf, dass die rechte Schulter sich nicht zu weit vom Boden abhebt, damit dein Nacken es bequem hat. Hebt sich die rechte Schulter automatisch trotzdem etwas weiter ab, dann lasse dein Bein nicht ganz so weit Richtung Boden sinken. Du kannst auch die linke Hüfte noch ein bisschen nach rechts schieben, um die Drehung zu verstärken und die rechte Schulter zu entlasten. Da dies eine Entspannungsübung ist, kannst du dir auch einen Block oder ein Kissen unter das Knie legen. Lass alle Muskeln los, auch die Bauch-, Gesäß-, Oberschenkel- und Wadenmuskulatur. Der Fuß darf vom anderen Bein herunterrutschen. Wenn du willst, kannst du die linke Hand auf das rechte Knie legen (nicht drücken!), die Schwerkraft sorgt dafür, dass dein Knie noch ein bisschen weiter herabsinkt.

Bleibe hier für mindestens fünf Atemzüge, dann drehe dich langsam mit der Einatmung zurück, erst das Bein wieder neben das andere ablegen, dann den Kopf wieder in die Mitte bringen. Sortiere deine Hüfte, damit dein Körper gerade auf der Matte liegt, und dann wiederhole den Ablauf auf der anderen Seite.

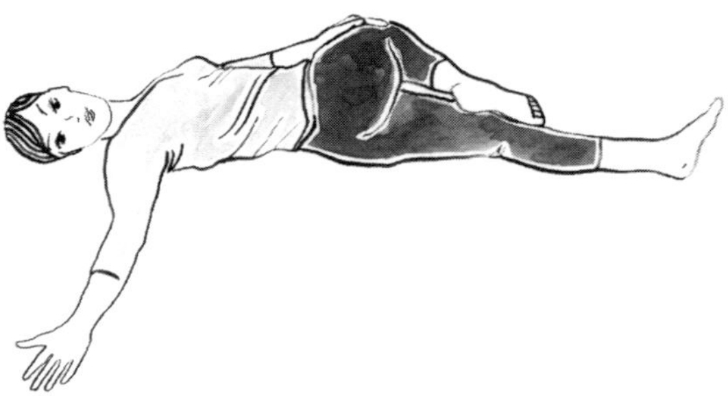

Versuche wirklich, in dieser Stellung komplett loszulassen, atme ruhig und entspannt und gehe nur so weit, wie es deine Atmung erlaubt. Das ist ohnehin ein sehr wichtiger Grundsatz im Yoga: Sobald deine Atmung blockiert, stockt, anstrengend wird, du den Atem anhalten musst, fahre die Anstrengung zurück. Dein Atem wird dir den für dich richtigen Weg zeigen.

DAS WUNDER VON SAVASANA

Savasana – allseits beliebt und nach den Yogastunden zum Teil heiß ersehnt. Es gibt sogar T-Shirts zu kaufen, auf denen steht: „I'm just here for the Savasana". Und in der Tat: Die simple Totenstellung birgt so viel Nutzen, dass ich es nicht oft genug wiederholen kann (sorry an alle meine Teilnehmer) – für mich ist es fast das Wichtigste und sicher das meistunterschätzte Asana. Hier zur Motivation ein paar positive Effekte dieser Haltung:

- beruhigt das Nervensystem
- regeneriert das Gehirn
- senkt den Puls
- senkt den Blutdruck
- entspannt die Muskeln
- regt den Stoffwechsel an
- vermehrt die Aufnahme von Sauerstoff
- verbessert Konzentration und Gedächtnis
- vermindert Müdigkeit
- vertieft den Schlaf

Darüber hinaus bietet Savasana dem Gehirn die Möglichkeit, all das, was vorher im Yoga geübt wurde, in die graue Masse zu integrieren (da ist sie wieder, die neuronale Plastizität). Überzeugt? Also los geht's!

Ein Tipp: Wenn du am Anfang noch eine Anleitung brauchst, nutze die Aufnahmefunktion deines Smartphones. Nimm einfach den folgenden Text auf oder lass ihn jemand anders sprechen, wenn dich deine eigene Stimme irritiert. Achte darauf, dass alles sehr langsam gesprochen wird, mit vielen Pausen zwischen den einzelnen Punkten. Vielleicht unterstützt dich auch leise Musik beim Entspannen, möglichst ohne Rhythmus. Die Musik für die Endentspannung sollte mindestens sieben bis zehn Minuten lang sein. Noch ein smarter Phone-Tipp: Nutze deinen Timer am Handy oder die App „Meditation Timer" – hier ertönt ein angenehmer Gong am Ende der vorher von dir eingestellten Zeit (siehe App- und Musiktipps im Anhang auf S. 155).

14 Lege dich auf den Rücken, decke dich zu und polstere eventuell deinen Kopf mit einem kleinen Kissen, wenn dein Nacken das gernhat. Die Arme liegen ca. in einem 45-Grad-Winkel neben dem Körper, die Handflächen zeigen zur Decke, damit die Schulterblätter völlig entspannt sind. Die Füße lass vollkommen los, sodass sie vielleicht sogar zur Seite fallen. Rolle deinen Nacken ganz sanft hin und her, so behutsam, dass man es von außen kaum sehen kann. Dann atme noch mal tief durch, gern laut und mit offenem Mund, vielleicht seufzend, komme dann zur Ruhe, schließe die Augen, lege dir, wenn du eines hast und es dir angenehm ist, ein Augenkissen auf die Lider. Die Zungenspitze liegt locker hinter den oberen Schneidezähnen, sodass auch der Zungenmuskel und somit die Kiefer- und Kaumuskeln entspannen können. Die Zähne im Ober- und Unterkiefer berühren sich nicht. Überprüfe die Muskeln in deinem Gesicht: Die Stirn ist glatt, die Muskeln um die Augen herum sind entspannt, der Blick hinter den geschlossenen Lidern ist weich. Der Punkt zwischen den Augenbrauen schmilzt in den Kopf hinein, die Augenbrauen, Schläfen und Wangen sind weich und entspannt. Der Nasenrücken, die Nasenflügel und auch das Innere der Nase sind entspannt, ebenso die Ohrmuscheln und das Innere der Ohren. Die Linien von den Nasenflügeln zu den Mundwinkeln sind entspannt, die Lippen sanft geschlossen, das Kinn ist entspannt. Der Mundboden unterhalb des Kinns und die Kehle sind weich, weit und entspannt, ebenso der Nacken.

Nun richte deine Aufmerksamkeit auf die Auflagepunkte deines Körpers auf der Matte. Der Hinterkopf schmilzt mit jeder Ausatmung in den Boden hinein, die Schulterblätter werden weich und sinken ebenfalls in den Boden hinein. Ebenso die Oberarme, Ellenbogen und die Unterarme, jede Ausatmung lässt sie tiefer in den Boden hineinschmelzen. Die Brustwirbelsäule und das Kreuzbein, Hüfte, Gesäß und Becken sinken tiefer, die Oberschenkel, die Waden und die Fersen schmelzen in den Boden. Spüre, wie dein gesamter Körper, vom Hinterkopf bis zu den Fersen und Füßen, in den Boden hineinschmilzt, spüre die Schwerkraft und das Gewicht deines Körpers. Bleibe bei diesem Gefühl von Schwere und Präsenz.
Nach mindestens sieben Minuten atme tief ein, komme wieder mit deinem Bewusstsein auf der Matte an, atme lang aus und bewege die Finger und Zehen, drehe die Gelenke. Strecke dich wie eine Katze, die Arme weit über dem Kopf. Dann ziehe die Knie zum Brustkorb und den Kopf zu den Knien, mache dich ganz klein wie ein zugeschnürtes Paket. Ausatmend lasse den Kopf wieder sinken und schaukle noch ein paarmal die Knie hin und her, massiere dir so selbst den Rücken. Rolle dich langsam auf eine Seite, bette deinen Kopf in die Armbeuge, genieße kurz diese Embryonalhaltung und komme anschließend über die Seite mit geradem Rücken – wichtig!, da dein Rücken jetzt empfindlich ist – nach oben zum Sitzen. Setze dich noch mal kurz und bequem mit geradem Rücken hin, nimm das Kissen eventuell unter das Steißbein, um das Becken nach vorn zu kippen und die untere Wirbelsäule aufzurichten.

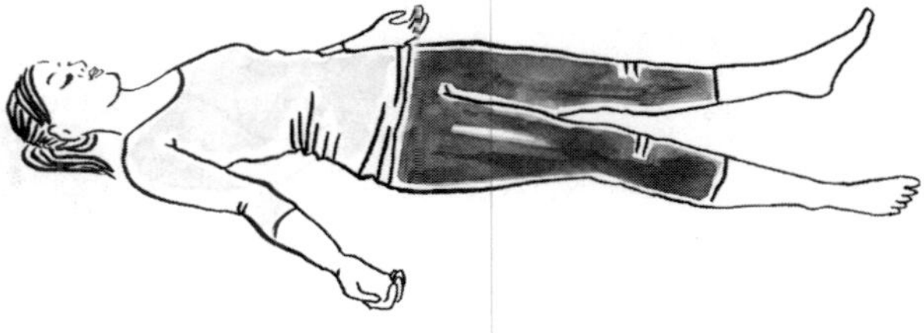

ABEND-FLOW

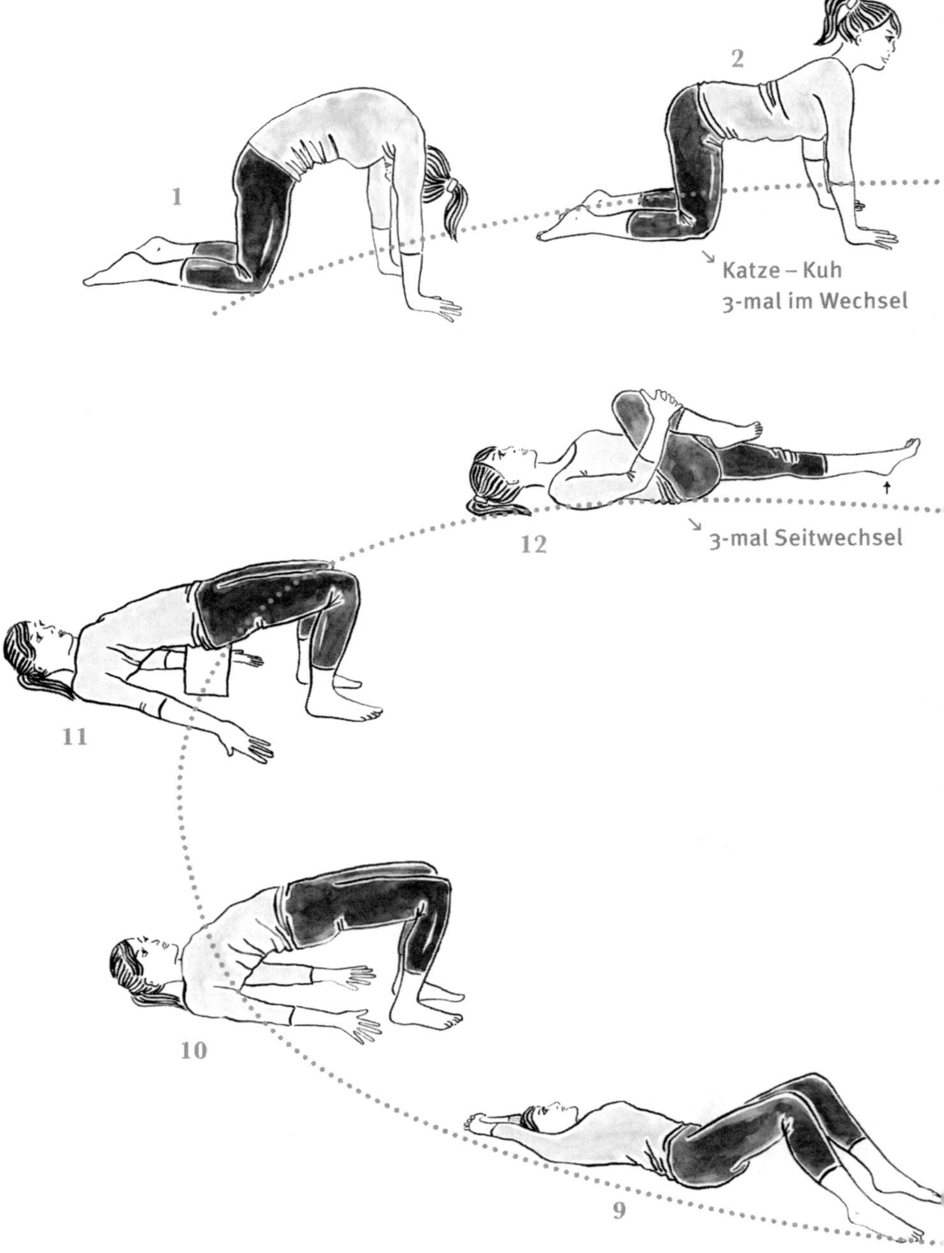

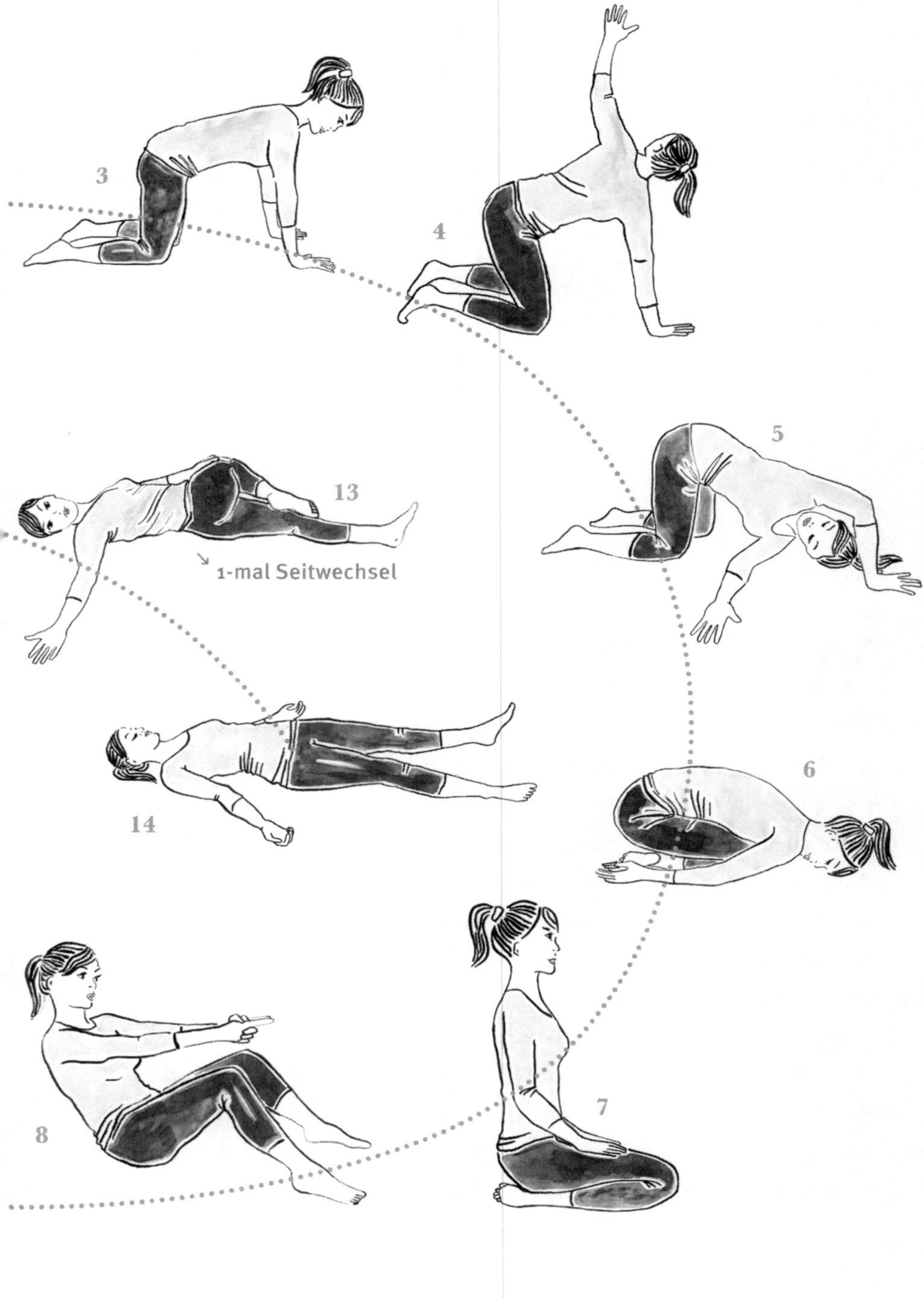
3
4
13
5
1-mal Seitwechsel
6
14
8
7

EIN OM-GLAUBLICH ENTSPANNENDES MANTRA

Wenn du gern singst oder Töne von dir gibst, kannst du hier noch eine herrliche und einfache Methode, zur Ruhe zu finden, ausprobieren: Om singen oder „ommen", wie ich es gern nenne.

Ja, ich weiß, das ist das typische Klischee vom Om-tönenden Yogi im Lotussitz, ganz entspannt im Hier und Jetzt. Aber wie üblich steckt in jedem Klischee auch ein bisschen Wahrheit. Das Symbol für den Laut Om, eigentlich Aum, hast du sicher schon tausendfach gesehen, es inflationiert sich seit ein paar Jahren auch durch die westliche Welt. Nichtsdestotrotz lohnt es sich, die Bedeutung und Wirkung dieses kleinen Wortes zu beleuchten (siehe S. 72).

Setze dich bequem und aufrecht hin, am besten auf ein Kissen oder den Yogaklotz. Achte darauf, dass deine Knie sich unterhalb deiner Hüftknochen befinden, damit die Muskulatur an den Oberschenkeln nicht verkrampft. Schließe die Augen und atme vorbereitend tief ein. Ganz enorm wichtig ist es, die Sitzknochen bewusst zu spüren und mit der Unterlage in Kontakt zu bleiben, auch während des Rezitierens. Schenke immer wieder deinen Beinen und

Füßen Aufmerksamkeit, denn allzu leicht verliert manch einer beim Om-Singen die wichtige Erdung und fliegt buchstäblich davon.
Mit der Ausatmung beginnst du das Om auf folgende Weise zu tönen: Beginne mit einem A, spüre seine Vibration im Herzbereich, komme zum U – hier spürst die Resonanz vermehrt in Kehle und Bauch – und schließlich zum M, das hauptsächlich in Kopf, Mund und an den Lippen vibriert. Es ist besonders wichtig, das M auszukosten, viel zu oft wird es nur ganz am Schluss kurz intoniert. Aber gerade durch die Vibration im Schädelbereich, die durch den weichen, klingenden Konsonanten M ausgelöst wird, tritt die große Entspannung ein, für die das Om gerühmt wird. Wiederhole das AUM dreimal, wenn du möchtest, auch öfter, bis du die Vibration buchstäblich im ganzen Körper fühlen kannst. Verweile nach dem Tönen noch ein wenig im Sitzen mit geschlossenen Augen und versuche, die Stille nach dem Om zu genießen. Wenn dir das AUM zu sehr nach Religion oder Weltanschauung klingt oder du zur Abwechslung mal etwas anderes tönen möchtest, tut auch ein einfaches Summen seinen Dienst: Schließe sehr sanft die Lippen, völlig ohne Druck, und summe ein langes „mmm". Achte darauf, dass sich der Ton leicht anfühlt und deine Lippen, die Nase, Stirn und Schädeldecke in Schwingung bringt. Verweile nach dem Tönen noch mit geschlossenen Augen im Sitzen und genieße die Stille.
Jetzt kannst du entspannt ins Bett gehen, vielleicht noch mal Savasana mit den Händen auf Herz und Bauch einnehmen – wie am frühen Morgen – und eine abschließende, wunderbare Atemübung machen.

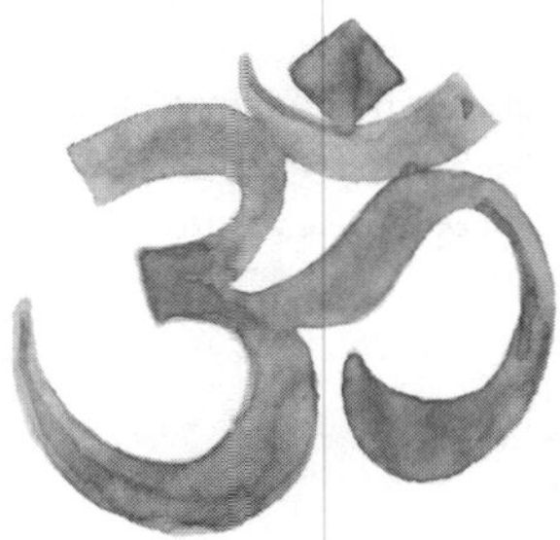

OM – DER SOUND DES UNIVERSUMS

Nada Brahma – so heißt es in den Upanishaden, Teil einer der ältesten Schriften der Welt aus Indien, der Veden: Die Welt, das Universum, das Sein (Brahma) ist Klang (Nada). Der Urklang oder, besser, Ursound, aus dem alles entstanden ist, ist AUM, besser bekannt als OM.

Nach dieser Philosophie entsteht durch Vibration und Rhythmus in fortwährender Bewegung immer wieder Neues, vom Feinstofflichen ins Grobstoffliche, also letztendlich die Materie, wie wir sie er-kennen. Das Aum stellt unter anderem die drei Zustände des menschlichen Bewusstseins dar, das Wachen (A), das Schlafen (U) und das Träumen (M). In der Stille nach dem Om liegt ein vierter Zustand, das Unbeschreibliche, die Leere, die Nondualität, der immaterielle Zustand, das Nichts. Durch das Rezitieren des Om erinnert sich der Rezitierende an den Ursprung des Seins und sein wahres Selbst, besonders in der Stille danach.

Selbst die Wissenschaft hat inzwischen das Om entdeckt: So wurde unter anderem – natürlich in Indien, am Institut für Neurowissenschaften in Bangalore – die Wirkung des laut gesungenen Om auf das Gehirn und den Vagusnerv untersucht. Der Vagus verläuft vom Hirnstamm durch den Brustkorb am Herz entlang und endet schließlich mit weiten Verzweigungen in den Bauch- und Verdauungsorganen. Dieser einflussreiche Nerv ist für die Versorgung wichtiger Organe und für die Verdauung zuständig und hat auch eine direkte Verbindung zu den Ohren. Ein Vagusnerv mit zu hohem Tonus, also in ständiger Anspannung, führt zu Stress und dessen körperlichen Symptomen wie Schlafstörungen, hohem Puls und hohem Blutdruck. Ein zu niedriger Tonus dagegen kann Depressionen, chronische Schmerzen und sogar Epilepsie verursachen.

Das Chanten von Om beruhigte einerseits bei Probanden wichtige Hirnregionen, die bei Überreizung für das Empfinden von Angst und Nervosität zuständig sind. Andererseits regte das Rezitieren der Silbe den Vagusnerv sanft an, was zum Beispiel zur Beruhigung des Pulses führte.

GUTE NACHT MIT DER YOGA-VOLLATMUNG

Lege dich in Savasana auf den Rücken, platziere die rechte Hand auf dem Bauch und die linke Hand auf dem Brustkorb. Atme ruhig und tief in den Bauch und spüre, wie sich die Bauchdecke gegen deine Hand bewegt. Beim Ausatmen sinkt die Bauchdecke wieder ein. Spüre die Wärme deiner Hände auf dem Bauch und dem Brustkorb. Vielleicht kannst du diese besondere Form der Selbstwirksamkeit genießen, die Einfachheit, die in dieser Übung liegt, sich einfach nur die Hände auf den Körper zu legen. Verweile hier für drei bis fünf Atemzüge, atme wieder in den Bauch, ziehe aber dann die Luft bis nach oben in den Brustkorb, bis zu den Schlüsselbeinen. Atme wieder aus, aber entspanne erst den Brustkorb und dann den Bauch, sodass eine Bewegung von oben nach unten entsteht. Das heißt beim Einatmen von unten nach oben bewegen (Bauch zum Brustkorb) und beim Ausatmen von oben nach unten (Brustkorb zum Bauch).

Versuche die Ausatmung zu verlängern, sodass du in etwa doppelt so lange aus- wie einatmest. Dies wird deinen Puls und deinen Blutdruck nachhaltig drosseln und dich beziehungsweise dein vegetatives Nervensystem enorm entspannen. Du kannst diesen Effekt noch verstärken, indem du bei der Ausatmung ein „mmm“ summst. Mache diese Übung, solange du dich dabei wohlfühlst. Du kannst auch zwischendrin die Hände mit den Handflächen nach oben neben den Körper legen. Spüre das Echo der Wärme deiner Hände auf dem Bauch und Brustkorb. Dann nimm deine Schlafposition ein – gute Nacht und schöne Träume!

3

KAPITEL 3

FREI(ZEIT) FÜR YOGA

MEDITIEREN FÜR EIN BESSER GELAUNTES LEBEN

Bis hierher hast du erforscht, wie du dir im vollgepackten Alltag kleine Inseln der Achtsamkeit schaffen und ein wenig Yoga darin einbauen kannst. An Tagen mit mehr Zeit bieten sich natürlich ganz andere Möglichkeiten. Zudem kannst du hier Dinge ausprobieren, vielleicht sogar bei Gefallen angewöhnen, die du wiederum in den Alltag mitnehmen möchtest. Aber – hier ist der mahnende Zeigefinger: Bau dir keinen Freizeitstress auf! Alles kann, nichts muss, das gilt besonders an freien Tagen, am Wochenende und noch viel mehr im Urlaub. Verstehe die folgenden Übungen lediglich als Vorschläge, die du nach und nach einfließen lassen kannst. Ich garantiere dir allerdings: Je öfter du übst, desto weniger wirst du die Praxis missen wollen, also Vorsicht ...

Die bereits erwähnten morgendlichen Genussübungen im Bett kannst du natürlich ebenso an freien Tagen machen. Wenn du dann aufgestanden bist, kannst du den zweiten großen Bestandteil des Yoga und der Achtsamkeit ausprobieren: die Meditation.

Über den Einfluss der Meditation auf das Gehirn ist schon so viel geschrieben und geforscht worden (siehe auch die Buchempfehlungen im Anhang dieses Buches auf S. 154) ... Eins sei jedoch noch mal gesagt – was der Buddhismus bereits vor 2500 Jahren postulierte, ist mittlerweile wissenschaftliche Erkenntnis: Meditation lässt die graue Masse des Gehirns wachsen und regenerieren. Aber es darf ebenfalls nicht unerwähnt bleiben, dass Meditation tatsächlich etwas ist, was nur mit Übung gut funktioniert. Anfangs werden dich immer wieder Gedanken, verspannte Muskeln und Einkaufslisten vom entspannt-meditativen Thetazustand deines Gehirns in die normale Wachbewusstseinsbetazone katapultieren. Es lohnt sich aber, dranzubleiben, denn durch regelmäßige Meditation erhöht sich, um beim Thema dieses Buches zu bleiben, deine Fähigkeit, im Alltag achtsam zu sein, quasi mühelos. Du kannst den Achtsamkeitsmuskel, wie bereits erwähnt, trainieren und stärken durch Wiederholung.

MEDITATION AM MORGEN VERTREIBT DIE SORGEN

Der Morgen eignet sich besonders gut für die Meditation, weil dein Geist noch unbeeindruckt ist von den Ereignissen des kommenden Tages. Es schadet auch gar nicht, erst mal noch etwas müde und verquollen auf dem Kissen zu sitzen, vorausgesetzt, du bist nicht krank oder total unausgeschlafen (wobei ich selbst inzwischen auch im megaverpennten Zustand auf dem Kissen anzutreffen bin – Meditation wirkt wie eine erfrischende Dusche!). Nimm dir zunächst fünf Minuten für die Meditation, wenn dies für dich noch etwas völlig Neues ist. Hast du schon Erfahrung, kannst du die Zeit natürlich ausdehnen, bis hin zu einer halben Stunde.

Es gibt viele Arten der Meditation, hier seien nur die zwei Kategorien erwähnt: die aktive und die passive Meditation. Wir werden uns mit beidem beschäftigen, zunächst aber mit der passiven oder auch kontemplativen Form. Ich bin in den letzten Jahren ein wahrer Fan der ursprünglich buddhistischen, aber mittlerweile völlig konfessionsunabhängigen Vipassana-Meditation geworden. Vipassana bedeutet „Einsicht" auf Pali, der Literatursprache der Veden. Hierbei ist die Einsicht in die Drei Daseinsmerkmale gemeint: Unbeständigkeit, Leiden und Nicht-Selbst. Eingedeutscht: Das Beständige im Leben ist der Wandel; durch das Festhalten am Glauben, dass der jeweilig erlebte Zustand beständig ist, entsteht Leiden.

Klingt zunächst kompliziert, ist aber recht logisch, wenn wir uns dem Wesenskern der Meditation zuwenden, der Selbstbeobachtung (also: Achtsamkeit!). In der Vipassana-Meditation geht es nicht darum, den Geist auszuschalten und nichts zu denken. Große Meditationslehrer wie Jack Kornfield sagen sogar, der menschliche Geist sei dafür gar nicht gebaut. Vielmehr betrachtest du während der Meditation deine Gedanken, Gefühle und Körperempfindungen (siehe die Vier Grundlagen der Achtsamkeit am Anfang dieses Buches auf S. 18). Dies geschieht liebevoll und geduldig, und so nimmst du diese Empfindungen mit der Zeit als vorübergehend, flüchtig und letztendlich nicht so unglaublich wichtig wahr.

Befreiend ist es auf jeden Fall, alles zu akzeptieren und anzuerkennen, was uns umtreibt. Nur weil wir gewisse Gefühle nicht schön finden, verschwinden sie ja nicht. Fangen wir einen Kampf mit ihnen an, werden sie stärker und lästiger. Ich hatte mal ein tolles Erlebnis beim Autofahren – meine persönliche Selbsterforschungsspielwiese, denn wie so viele von uns verliere ich da schon gern mal die Beherrschung. So schön eingepackt in die Kuscheligkeit meines Autos, durch etwas Blech getrennt von den Mitmenschen, ist es leicht, sich aufzuregen über die doofen, unfähigen, unachtsamen ... Na ja, jedenfalls eine typische Verkehrssituation: Irgend so ein Knallkopp nimmt mir in aufsehenerregender Unverfrorenheit mitten in München die Vorfahrt. Ich bekomme

einen monumentalen Wutflash, bevor sich aber der unhöfliche Mittelfinger aus meiner geballten Faust pellt, realisiere ich: Ah, Chance! Ich atme kurz durch, laaang aus und lasse die Wut einfach kommen, sich in meinem Körper ausbreiten, eine heiße, rote Lavaflut, sie schwappt bis in die Zehen und Fingerspitzen und kribbelt durch alle Zellen – und ist weg. Einfach weg, futsch, aus meinem Körper geflossen. Genial. Ich bekomme einen ebenso monumentalen Lachanfall und danke dem unhöflichen Vollkoffer recht herzlich für seine Untat. Gefühl zugelassen, empfunden und entlassen – es funktioniert! Spätestens ab diesem Moment war und bin ich absolut vom alltäglichen Nutzen der Meditation und Achtsamkeit überzeugt. Zumal mir dies dann auch einmal in einer brenzligen Situation mit meinem Liebsten gelang – anstatt wie früher ein bühnenreifes Drama hinzulegen, ließ ich den Frust durch mich durchflutschen (kostete nur eine Minute), und wir konnten ganz normal und liebevoll weiterdiskutieren.
Emotionen sind wie die Wolken am Himmel, sie kommen und gehen, verändern sich sekündlich und sind nichts Festes, Stetiges. Außer wenn wir beschließen, zu verharren, in Wut, Trauer, Resignation. Natürlich ist es oft nicht so simpel wie dargestellt, weil jahrelange Verhaltensweisen und Glaubenssätze sich tief ins Gehirn gegraben haben. Aber du weißt ja, Neuroplastizität ist das Stichwort: Lebenslanges Lernen, Erfahren und Um-denken ist uns gegeben, hallelujah!

ALLES IST GLEICH-GÜLTIG

Das mag dich zunächst wundern: Wie, meine Gefühle und Gedanken sind nicht wichtig und nur flüchtig? Natürlich bist du als Mensch, als Person, immer noch wichtig und wertvoll, aber das Festhalten an bestimmten Zuständen macht dich ja hoffentlich nicht aus, oder? Ein Beispiel: Wenn du eines nicht so schönen Tages von der Bedienung in deinem Stammlokal unfreundlich behandelt wurdest und du den Rest des Nachmittags damit verbringst, dich darüber aufzuregen oder nachzugrübeln, warum sie sich dir gegenüber so verhalten hat, wirst du dich nicht so richtig toll fühlen. Du wirst immer wieder auf deinen Gedanken und Gefühlen herumreiten wie auf einem bockigen Pferd und währenddessen keine gute Zeit haben. Mithilfe der Meditation lernst du nun, diese Gefühle zu betrachten, anzuerkennen, ohne sie zu bewerten, und sie schließlich nonchalant loszulassen. Und letztendlich nicht so verdammt viel Zeit damit zu verschwenden, dir dieses schöne Leben zu vermiesen. Darüber hinaus erfährst du, dass diese Gefühle nicht deinen wahren Kern ausmachen. Das Loslassen verbindet dich viel eher mit deiner inneren Wahrheit. Ehrlich, ich habe dies vielfach erprobt, es funktioniert wunderbar, gelingt nicht immer, aber immer besser! Außerdem: Wer weiß, was der armen Kellnerin an jenem Tag widerfahren ist, dass sie nicht aus ihrer Haut herauskonnte und schlechte Laune verbreitete?! Auch das Mitgefühl wächst im Laufe der Meditationspraxis ...

Dies alles sind, wie bereits schon mal angemerkt, zweieinhalb Jahrtausende alte Erkenntnisse. Die moderne Psychologie bezeichnet die oben beschriebene Fähigkeit, auf schwierige Situationen adäquat und relativ entspannt zu reagieren und damit die seelische Gesundheit zu erhalten, heute als Resilienz. Hier hat sich eine Verschiebung der Bedeutung ergeben: Resilienz war ursprünglich lediglich die Bezeichnung der oben genannten Fähigkeit, die sich ausschließlich auf Kinder aus schwierigen Familienverhältnissen bezog. Inzwischen wird der Begriff allgemein verwendet. Und die moderne Psychologie bestätigt die Wirkung der Meditation auf die Stärkung der Resilienz. Voilà!

MACH ES DIR SCHÖN

Zum Meditieren brauchst du auf jeden Fall einen schönen Platz, möglichst in einer aufgeräumten Umgebung, vielleicht eine Kerze in der Nähe, einen oder mehrere Gegenstände, der oder die dir etwas bedeuten. Du sitzt auf einem Kissen, das etwas härter und höher ist als das normale Kopfkissen, zum Beispiel ein Sofakissen oder -polster, oder, wenn das gar nicht geht, auch gern auf einem Stuhl. Vielleicht möchtest du dir ja bei Gefallen ein Meditationskissen besorgen oder ein kleines hölzernes Meditationsbänkchen. Ich habe mir zum Beispiel ein kleines Tischchen in mein Schlafzimmer gestellt, habe darauf rosa Steine drapiert, die ich bei einem Meditationsretreat in Assisi gesammelt habe, einen Buddha aus Bronze, den mir meine liebe Mama mal geschenkt hat, und einen hölzernen Kerzenständer mit einem geschnitzten Om-Symbol, den mir eine Freundin geschenkt hat. Ein paar Kerzen, ein weiches Lammfell und darauf mein Meditationskissen. Über alldem hängt an der Wand das Bild geschlossener Augen eines goldenen Buddhas. Alles in allem ist mein Meditationsplatz also eine schöne Ecke, die ich oft und gerne aufsuche.

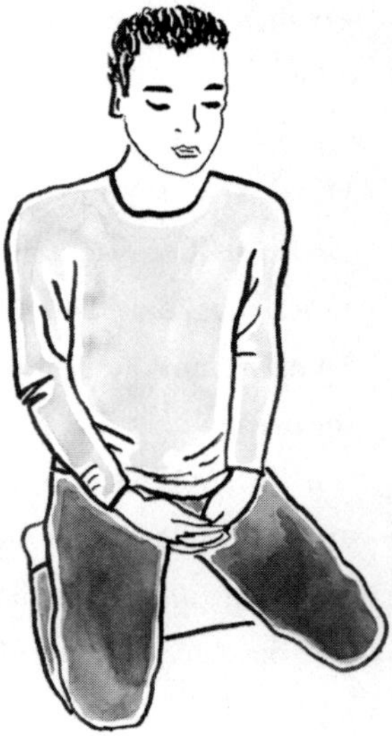

Wenn du Kerze und Kissen, Bänkchen oder Stuhl bereitgestellt hast, setze dich zunächst möglichst bequem hin, lehne dich aber nicht an, wenn du auf einem Stuhl sitzt. Ich weiß, anfangs ist „bequem“ äußerst relativ, da wir es überhaupt nicht gewohnt sind, unangelehnt zu sitzen – deswegen übt man/frau Yoga, weil sich das Meditieren mit einer trainierten Rückenmuskulatur nicht so unangenehm anfühlt. Also genügen erst mal fünf Minuten ... Um die Zeit nicht beachten zu müssen, aber der Meditation trotzdem eine deutliche Begrenzung zu geben, empfehle ich dir auch hier, die App an deinem Smartphone (siehe Savasana auf S. 66) zu benutzen oder ganz simpel einen Wecker zu stellen.

Schließe die Augen oder, wenn dir das angenehmer ist, senke den Blick und schließe sie nur halb, sodass du gerade noch deine Nasenspitze sehen kannst. Wenn es dir schwerfällt, mit halb geöffneten Augen zu sitzen, weil dich die Außenwelt ablenkt, schließe die Augen. Neigst du aber sehr dazu, abzudriften und in deiner Innenwelt und deinen Gedanken zu versinken, lass die Augen lieber ein Stück weit geöffnet.

Richte nun deine Aufmerksamkeit auf den Körper. Spüre die Sitzknochen auf dem Kissen, dem Hocker, dem Stuhl. Spüre deine Füße, die den Boden berühren, oder auch die Unterschenkel und Oberschenkel, wenn du auf einem Kissen sitzt. Atme tief ein und richte dich dadurch noch einmal von innen auf, spüre, wie die Wirbel sich durch die tiefe Einatmung auseinanderziehen, die Rippen sich weiten, die Körperseiten lang werden. Ausatmend öffne den Mund, seufze, gähne, wenn dir danach ist, lasse los. Alle Spannung, die sich eventuell über Nacht in deiner Nacken- oder Rückenmuskulatur angesammelt haben mag, darfst du nun ausatmend gehen lassen. Verbinde dich mit deinem Atem, indem du ihn beobachtest. Spüre, wie die Luft sich bei der Einatmung vor deinen Nasenlöchern verwirbelt, um dann in die Nase eingesaugt zu werden, ihren Weg durch die Nase zum Rachen nimmt, sacht daran vorbeistreicht, weiter in die Luftröhre, um dann in den Bronchien und schließlich in der Lunge anzukommen. Versuche wahrzunehmen, welche Teile des Körpers sich bewegen, während du einatmest: die Bauchdecke, die sich wölbt, der Brustkorb, der sich hebt und senkt. Beachte auch die Empfindungen im

Rücken, im Becken und in den Schultern. Verfolge den Weg deines Atems auch auf dem Weg nach draußen. Spüre, wie die Bauchdecke sich wieder entspannt und einsinkt, ebenso der Brustkorb, wie die Luft am Rachen entlangstreicht und schließlich durch die Nasenlöcher wieder nach draußen abgegeben wird. Verweile ein paar Atemzüge hier, versuche, deinen Atem nicht zu beeinflussen. Er darf flach, stockend, schnell, gehetzt oder unregelmäßig sein, es gibt kein Ideal, kein Ziel. Beobachte lediglich, wie dein Atem beschaffen ist, ohne ihn zu bewerten.

Wenn dir Gedanken kommen, versuche nicht, sie zu verscheuchen – das wird sie nur manifestieren und ein Gefühl von Verärgerung und Unruhe erzeugen. Versuche stattdessen zum Atem und auf den Beobachterposten zurückzukehren. Ich helfe mir bei Gedankenstürmen mit einem Trick, den ich irgendwo gelernt habe (wo war das nur?): Wenn ein Gedanke kommt, stelle ich mir einen Güterzug vor, der in einem dunklen Tunnel verschwindet. Auf jedem Waggon hängt ein Schild, auf dem „Gedanke" geschrieben steht. Ich lasse die Waggons einen nach dem anderen in der finsteren Röhre verschwinden, und allmählich beruhigt sich das Karussell in meinem Gehirn. Letztendlich gilt es, während der Meditation den „Raum zwischen den Gedanken" zu erfassen, die Stille. Das kann manchmal für ein paar Sekunden gelingen, ein Riesenfortschritt und ein tolles Gefühl! Aber versuche nicht aktiv, es zu erreichen, denn das Ziel ist allzu oft im Weg ...
Wenn dein Gong ertönt, atme noch mal tief ein und lasse die Luft wieder durch den geöffneten Mund heraus. Öffne langsam und bewusst die Augen, nimm die Farben und das Licht im Raum wahr, alle Gegenstände, die du im Blickfeld hast. Vielleicht bemerkst du, wie sehr deine Wahrnehmung, auch deines eigenen Körpers, dadurch beeinflusst wird, ob du die Augen (halb) geschlossen oder ganz offen hast.

WENN DIE BEWEGUNG DEM ATEM FOLGT

Wieder in Raum und Zeit angekommen, kannst du dich auf die Yogamatte begeben. Ich gehe in der Regel erst duschen, weil ich lieber ganz frisch Yoga machen möchte, aber es bleibt dir überlassen, wie und wann du üben möchtest. Vielleicht willst du sogar erst einen Tee oder Kaffee trinken. Frühstück würde ich nicht empfehlen, da der volle Magen bei manchen Bewegungen störend sein kann (besonders im Herabschauenden Hund...).

Den Yogateil erweitern wir zunächst um einen elementaren Bestandteil, der dir auch schon mit 99,9-prozentiger Sicherheit begegnet ist, wenn du jemals eine Yogastunde genossen hast: den Sonnengruß. Zunächst beginnst du auch hier und heute mit Katze – Kuh zum Aufwärmen der Wirbelsäule. Dieses Mal baust du aber ein anderes Element ein, das du auch in den anderen Yogaübungen anwenden kannst: Die Bewegung folgt dem Atem.

Wenn du im Vierfüßler auf der Matte angekommen bist, atme bewusst ein und lasse erst den Atem kommen, dann die Bewegung. Das heißt, bevor du die Kuhstellung einnimmst, lasse den Atem die Initialzündung für die Bewegung

sein. Auch die Ausatmung kommt, bevor du den Katzenbuckel erreichst. Lasse dich vom Atem leiten, vielleicht stellst du dabei fest, dass dein Bewusstsein sich viel tiefer auf die Bewegung einlassen kann, du sehr viel intensiver spürst, was du gerade tust. Dieses Prinzip – die Bewegung folgt dem Atem – kannst du natürlich auch im Alltag ausprobieren, bei allem, was du tust, sei es Zähne putzen, Kaffee kochen oder während du dich mit jemandem unterhältst und zum Sprechen ansetzt.
Auch im Sonnengruß kannst du dies ausprobieren. Allerdings solltest du erst versuchen, den Bewegungsablauf einzuüben, bevor du dich eingehender mit der Atmung beschäftigst. Ich stelle immer wieder fest, dass gerade die Atemabläufe für Anfänger recht verwirrend erscheinen. Deswegen ein Tipp zur Verdeutlichung der Systematik: Prinzipiell gilt für die Atmung im Yoga, dass du bei allen Bewegungen, die den Brustkorb weiten, dich Richtung Decke, in die Diagonale oder zur Seite strecken, einatmest (zum Beispiel Kuh: Einatmend weitest du den Brustkorb und dehnst den Bauch). Bei allen Bewegungen, die ein Sich-Zusammenziehen erfordern, atmest du generell eher aus (zum Beispiel Katze: Du ziehst dich zur Körpermitte zusammen, Bauch und Brustkorb werden komprimiert). Dies ist zwar sehr schematisch und nicht immer zutreffend, aber vielleicht eine Verständnishilfe der Atemsystematik.

KLEINER FLOW – GROSSE WIRKUNG

Bevor wir uns nun aber dem Sonnengruß zuwenden, habe ich noch einen kurzen, vorbereitenden Flow für dich, den du davor einbauen kannst, wenn du möchtest. Dieser vorangestellte Minisonnengruß verbindet dich noch einmal wirkungsvoll mit dem Atem und trainiert gleichzeitig deine Armmuskulatur – die brauchen wir für all die Herabschauenden Hunde, Bretter und was da noch so im Sonnengruß und in anderen Flows daherkommen wird:

Langer Vierfüßler

1 Du kommst in den Vierfüßler, setzt aber deine Knie ein klein wenig nach hinten, sodass sie sich nicht mehr in einer Linie mit der Hüfte befinden, sondern ein kleines Stück dahinter.

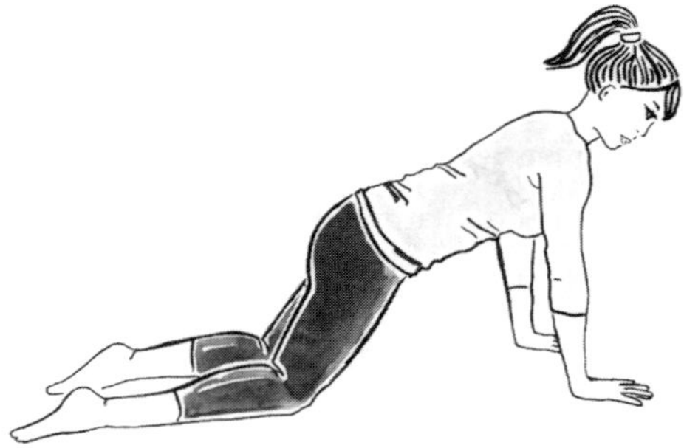

Liegestütz

2 Einatmend ziehst du den Rücken ganz lang und gerade, ausatmend lasse den Oberkörper langsam und genüsslich nach unten gleiten, indem du die Ellenbogen beugst. Die Finger sind auch hier superaktiv in die Matte gedrückt, deine Schulterblätter schmelzen Richtung Hüfte. Versuche, die Arme inklusive der Ellenbogen nah am Körper zu lassen, blicke nach vorn, damit der Brustkorb geöffnet bleibt – ein kleiner Liegestütz, der deine Oberarme fordert.

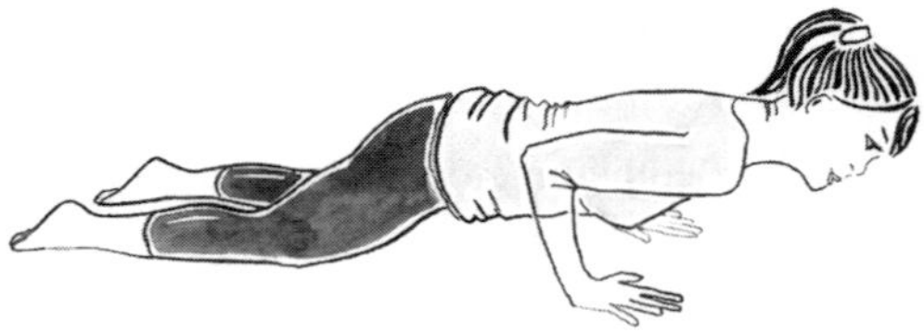

Kobra

3 Auf der Matte und in der Bauchlage angekommen, atmest du ein und richtest dich in die Kobra auf: Hebe Kopf und Brustkorb an, aber nur mithilfe der Rückenmuskulatur, die Hände stützen dich lediglich etwas ab.

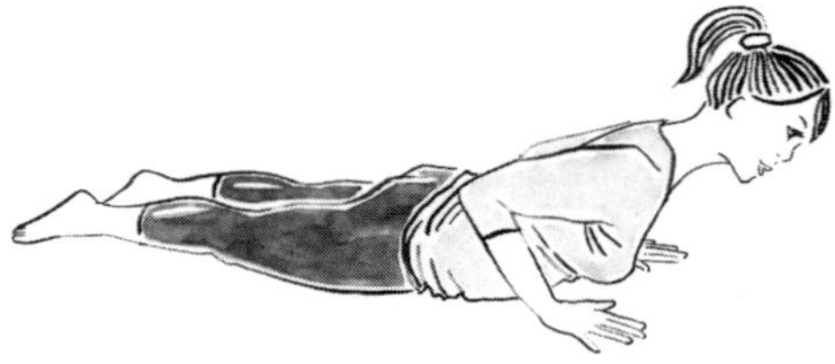

4/5 Ausatmend drücke den Oberkörper und das Gesäß zurück in die Kindstellung und dann komme einatmend in den Katzenbuckel.

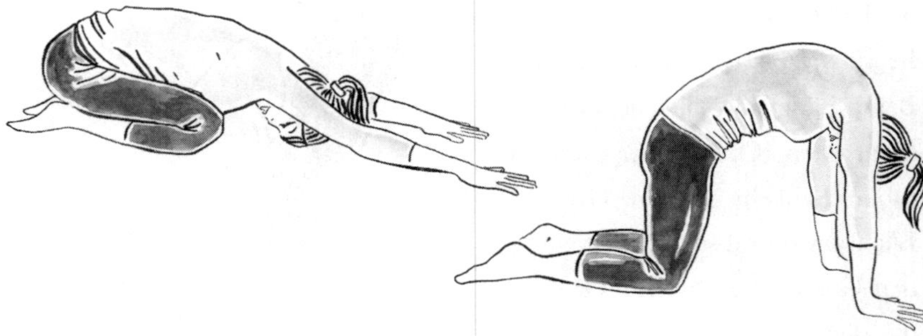

Ausatmend geht der Flow wieder von vorn los – lasse dich langsam über die gebeugten Arme zu Boden sinken. Du kannst dieses Vinyasa drei- oder auch fünfmal wiederholen, je nach Kraft und Ausdauer. Verweile danach kurz in der Kindstellung, das Gesäß auf den Fersen abgelegt oder, wenn das nicht geht, mit Unterstützung eines Kissens zwischen Ober- und Unterschenkel, eventuell hilfst du dir auch mit einem Block oder einem dicken Buch, auf dem du die Stirn ablegen kannst.

6/7 Nach drei bis fünf Atemzügen hebe den Kopf, komme zurück in den Vierfüßler und dann in den Herabschauenden Hund (Adho Mukha Svanasana, siehe S. 94): Hebe einatmend die Knie vom Boden ab, strecke ausatmend die Beine etwas und schiebe das Gesäß zur Decke.

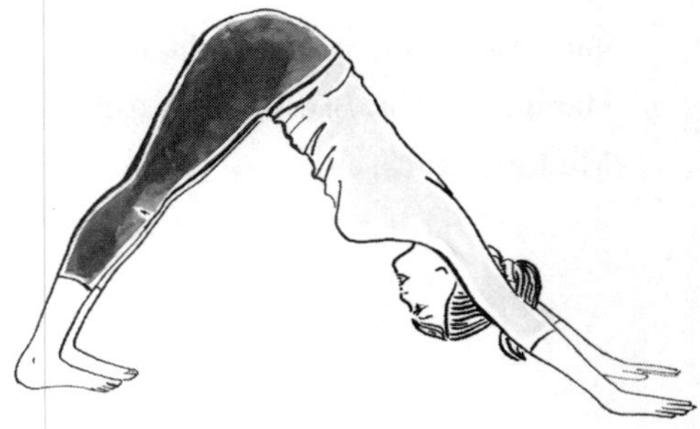

Aushängen

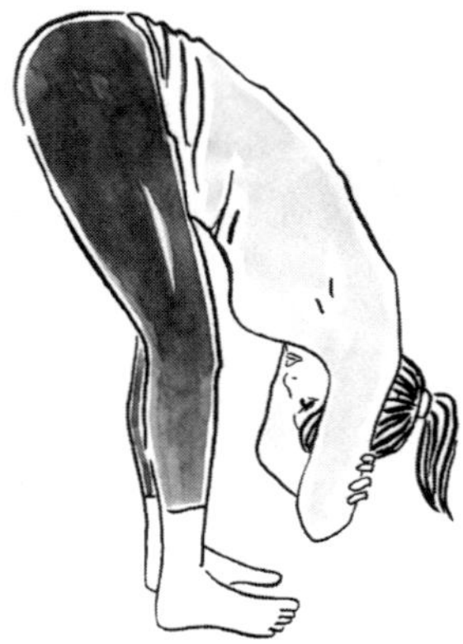

8 Gehe dann zu deinen Händen, beuge die Knie, lasse dich über die Beine hängen, vielleicht kannst du sogar den Oberkörper auf den Oberschenkeln ablegen. Greife die Ellenbogen und stell dir vor, an deinen Unterarmen hängen Gewichte, die dich nach unten ziehen. Lasse den Kopf vollständig los, schüttle den Kopf, nicke.

Tadasana mit Anjali Mudra

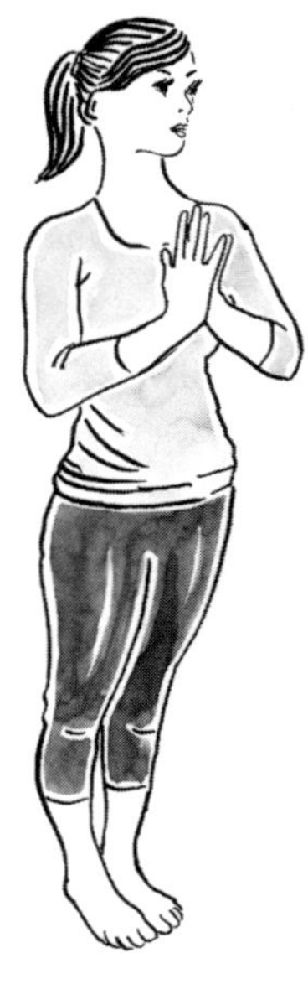

9 Dann lass langsam die Ellenbogen los. Die Hände gleiten auf den Boden. Setze einatmend die Finger weiter weg von deinen Füßen (etwa zwei Handlängen), strecke den Rücken parallel zum Boden, die Beine immer noch gebeugt. Dann komme mit geradem Rücken, die Arme über die Seite geführt, wieder nach oben zum Stehen und falte die Hände vor dem Brustkorb in Anjali Mudra (siehe S. 112).

KLEINER FLOW

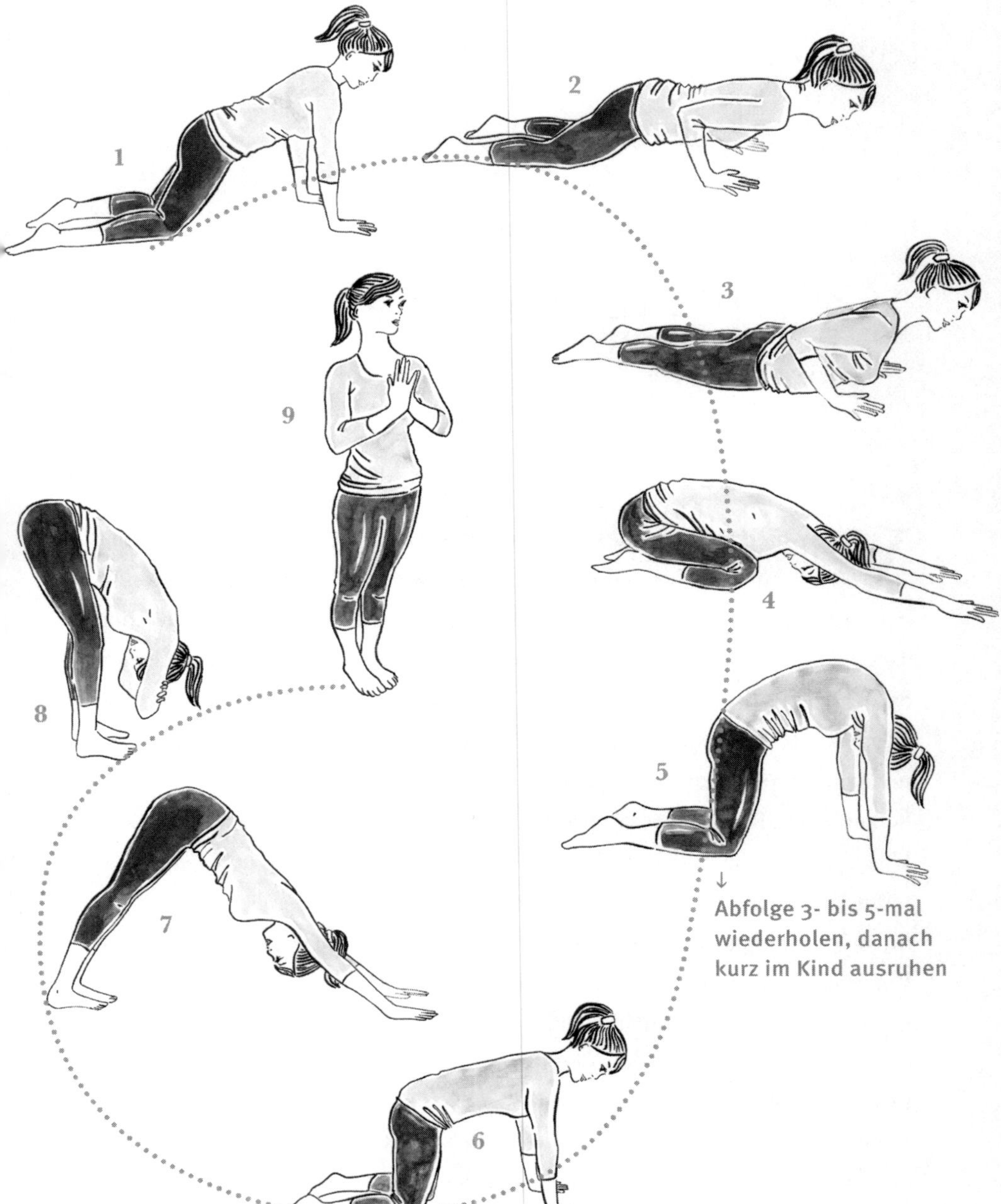

↓
Abfolge 3- bis 5-mal wiederholen, danach kurz im Kind ausruhen

ATMEN WIE EIN SIEGER

Von hier kann es gleich mit dem Sonnengruß weitergehen, vorher möchte ich dich jedoch mit einer speziellen Atemtechnik bekannt machen: dem Ujjayi-Atem. Der „Atem des Siegers" ist wie Flüstern ohne Ton – die Stimmlippen im Kehlkopf schließen sich bis auf einen kleinen Spalt. Bei der Ein- und Ausatmung entsteht so ein Reibelaut, der sich wie Meeresrauschen anhört. Allerdings solltest nur du selbst diesen Laut wahrnehmen. In manchen Ashtanga- oder Jivamukti-Klassen kann man ein ohrenbetäubendes Rauschen und Schnarchen aus vielen Kehlen hören – so ist Ujjayi nicht gemeint. Vielmehr geht es um eine Verfeinerung und Verlangsamung des Atems, du kannst mit etwas Übung deinen Atem als Seismografen für deine Befindlichkeit einsetzen. Anfangs wird dir vielleicht besonders die Einatmung mit fast geschlossenen Stimmlippen schwerfallen, das ging mir genauso. Wenn es dir auch so geht, dann übe erst nur mit der Ausatmung, irgendwann vereinfacht sich der Prozess, und du willst wahrscheinlich gar nicht mehr ohne Ujjayi praktizieren …

Wenn du im folgenden Sonnengruß erst einmal beschäftigt bist, den Ablauf einzustudieren, versuche dich nicht mit der Atmung zu verwirren. Mit Zeit und Übung wird alles fast wie von selbst entstehen – habe Vertrauen in die Weisheit deines Körpers.

Der Sonnengruß nun vereint ein paar sehr nützliche Eigenschaften in seinem Ablauf: Er weckt fast alle Muskeln des Körpers auf, vertieft die Atmung, regt den Kreislauf an, beruhigt den Geist, und du fühlst dich danach erfrischt und energiegeladen. Außerdem richtest du dich an die Urkraft allen Lebens, die Sonne: Surya Namaskar heißt der Sonnengruß auf Sanskrit, Surya ist der hinduistische Sonnengott, Namaskar bedeutet „Huldigung“ – verwandt mit dem berühmten asiatischen Gruß Namasté: Das Göttliche in mir grüßt das Göttliche in dir, auf gut Bayrisch: Grüß Gott.

GRUSS AN DIE SONNE

Tadasana

1 Stell dich vorn auf deine Matte in Tadasana, der Berghaltung: Die großen Zehen berühren sich, die Fersen sind etwas voneinander entfernt. Spüre deine Füße auf der Matte, hebe die Zehen noch mal kurz vom Boden ab, lasse sie einzeln wieder herunter, wie du es vom morgendlichen Üben bereits kennst. Nimm die Zehen, Ballen, die Außenkanten und die Fersen wahr und ihren Kontakt mit der Matte.

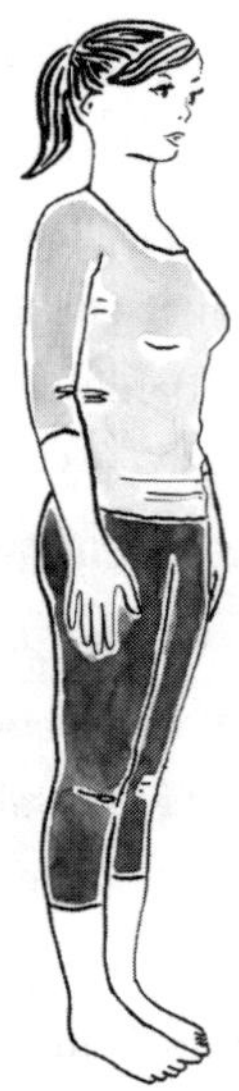

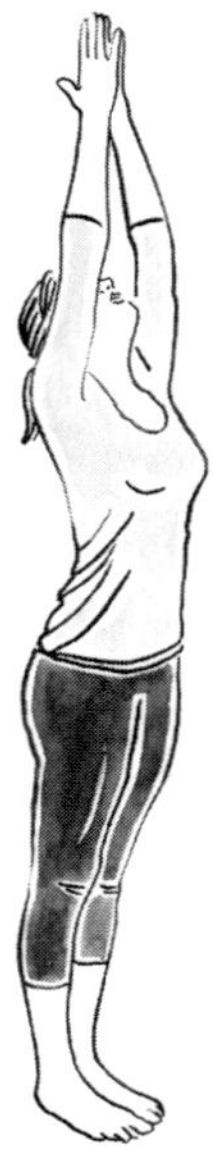

Streckung

2 Verbinde dich mit deinem Atem, atme tief ein, dann hebe die Arme gestreckt über die Seite nach oben, spüre deinen Atem in deinen Flanken und wachse zur Decke. Nun führe die Handflächen über dem Kopf zusammen, blicke zu den Daumen, ohne deinen Nacken zu stauchen. Dafür muss dein Brustkorb weit geöffnet sein, als würde ein Band, das am Brustbein befestigt ist, dich Richtung Decke ziehen.

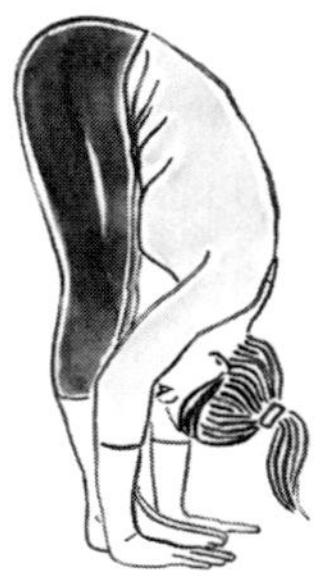

Uttanasana

3 Ausatmend beuge dich mit langem Rücken nach vorn in Uttanasana, die stehende Vorbeuge, aber strecke noch nicht die Beine durch, damit dein unterer Rücken es noch bequem hat. Deine Hände kannst du, je nach Gelenkigkeit, mit den Fingerspitzen oder mit den Handflächen auf dem Boden oder auf den Schienbeinen oder Knien ablegen.

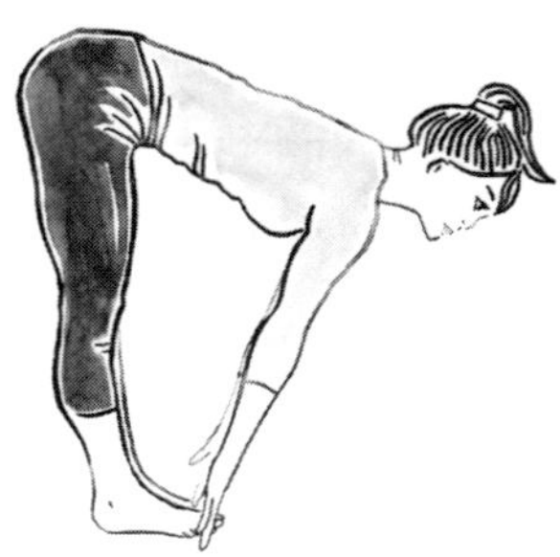

Langer Rücken

4 Einatmend strecke noch mal den Rücken lang, die Beine sind immer noch gebeugt, spüre die langen Körperseiten.

Läufer/Brett

5/6 Aus dieser Länge heraus stelle ausatmend den rechten Fuß nach hinten, lasse den linken Fuß folgen: das Brett.

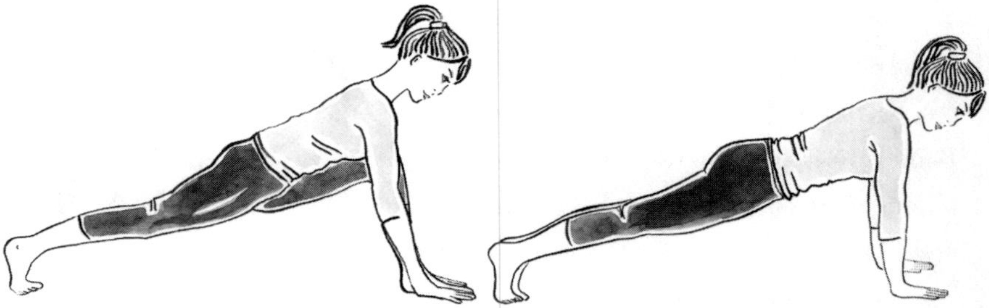

Ashtanga Mudra

7 Hier kannst du zwischenatmen, also einmal ein und dann wieder aus, oder eine lange Ausatmung üben, indem du die Bewegung weiterführst: Lass erst die Knie auf die Matte sinken, dann den Brustkorb, dann das Kinn. Das Gesäß bleibt dabei in der Luft (sieht sehr lustig aus).

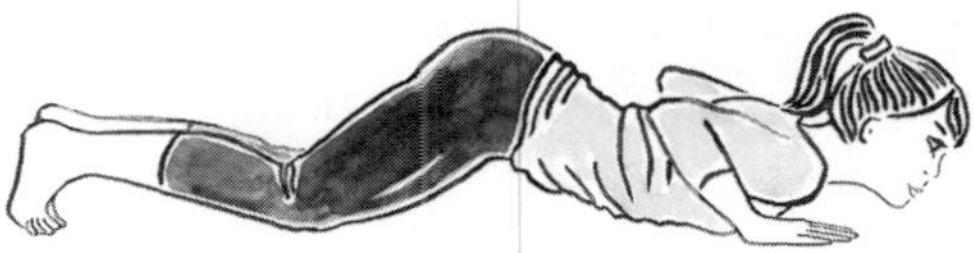

Kobra

8 Einatmend schlängele dich in die Kobra, lege die Hüfte und die Füße ab, sodass du auf dem Bauch liegst, die Hände neben dem Brustkorb aufgesetzt, Ellenbogen nah am Körper, die Schulterblätter fließen Richtung Hüften. Das kennst du ja schon: Du hebst Kopf und Brustkorb an, aber nur mithilfe der Rückenmuskulatur, die Hände stützen dich lediglich etwas ab.

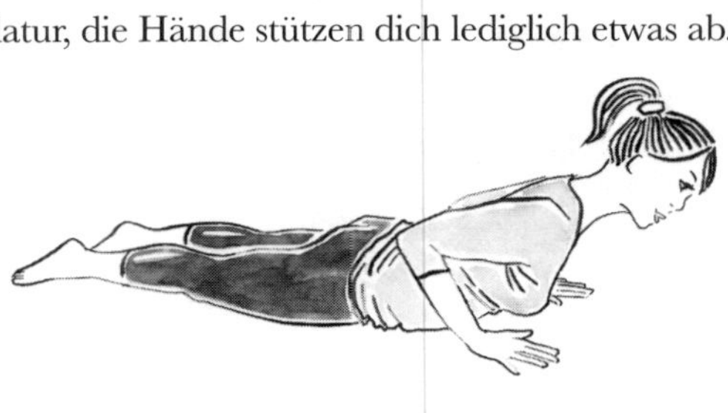

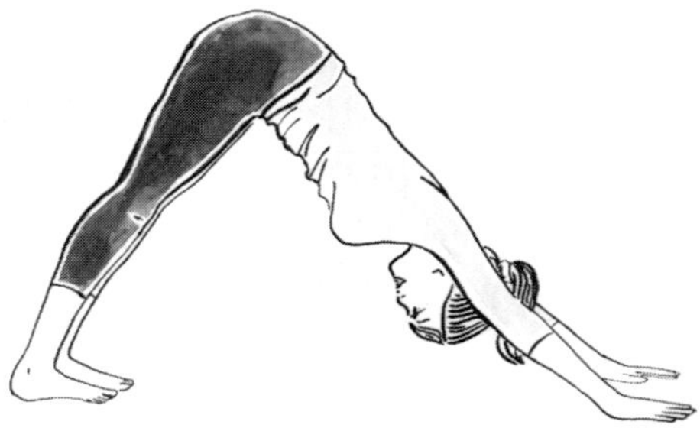

9 Mit der nächsten Ausatmung schiebst du das Gesäß weit nach hinten Richtung Füße, dann strecke die Beine etwas aus, bis du im Herabschauenden Hund ankommst, der in etwa wie ein umgedrehtes V aussehen soll: Gesäß ganz oben als Spitze, die Arme gestreckt, Rücken gerade und die Beine nur so weit ausgestreckt, wie es dein Rücken erlaubt. Das heißt, wenn dein Rücken rund wird, weil du die Beine ausstreckst, die Beine wieder leicht beugen. Der gerade Rücken ist wichtiger als die ausgestreckten Beine. Du spürst dies am besten im unteren Rücken: Wenn du im Bereich Lendenwirbelsäule ein Ziehen spürst, beuge die Beine. Für die ersten Herabschauenden Hunde empfiehlt es sich ohnehin, sanft anzufangen und noch nicht die Beine ganz auszustrecken, auch wenn du es könntest.

Du bleibst fünf Atemzüge im Herabschauenden Hund, wo du folgende Dinge wunderbar überprüfen kannst: Hast du deine Finger aktiv in die Matte gedrückt, um die Handgelenke zu schonen? Schiebst du die Schulterblätter Richtung Hüfte, die Schultern weg von den Ohren? Beuge noch mal ein wenig mehr die Knie, schiebe die Sitzknochen zur Decke und strecke die Beine wieder etwas mehr. Du kannst hier auch „auf der Stelle gehen", um die Gelenke und die Beine aufzuwecken: Drücke dafür die Fersen abwechselnd in die Matte, ohne dass die Zehen die Matte verlassen, lasse einmal das rechte Bein gebeugt und strecke das linke Bein und umgekehrt.

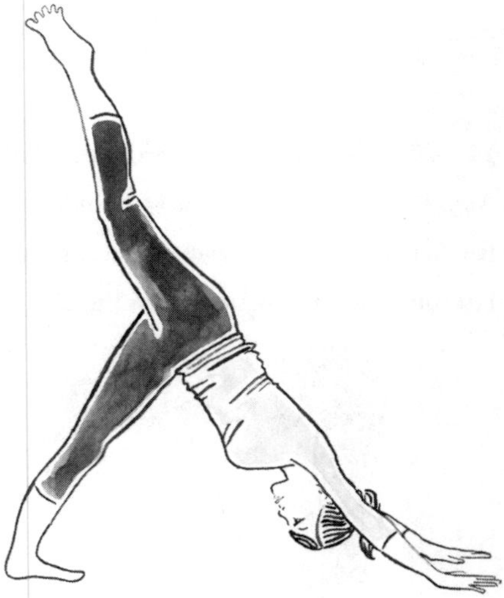

10/11 Die nächste Einatmung führt dein rechtes Bein gerade zur Decke, ausatmend stellst du es vorn zwischen den Händen ab. Leicht gesagt! Das ist für Ungeübte und auch manche Geübte der schwierigste Teil ... Du kannst dies üben, indem du zunächst dein rechtes Knie Richtung Brustkorb ziehst. Hier spürst du, wenn du das Bein oben hältst, wie deine Bauchmuskeln mitmachen müssen, um das Bein zu halten, richtig? Jetzt lehne dich ganz sanft nach links, hebe lediglich das rechte Handgelenk leicht an, die Finger bleiben flach auf der Matte. Ausatmend setze den Fuß nach vorn zwischen die Hände. Hilfreich sind an dieser Stelle auch zwei Blöcke, die du unter die Hände stellst, so verlagert sich das Gewicht des Körpers weiter nach hinten Richtung Füße. Der Schritt nach vorn zwischen die Hände ist damit etwas leichter. Sollte dies immer noch nicht funktionieren (was ganz normal wäre), dann gehe ruhig in zwei (oder drei) Etappen nach vorn, lass deinen Fuß dort aufkommen, wo er eben landet, und schiebe dein Bein mit der rechten Hand weiter. Das linke Bein folgt, indem du den Ballen des linken Fußes vom Boden abstößt, der Fuß landet vorn auf der Matte neben dem rechten.

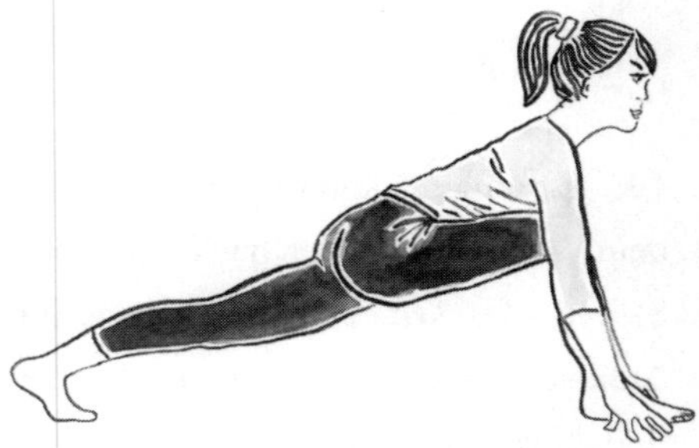

Langer Rücken/Uttanasana

12/13 Hier bist du wieder am Anfang des Sonnengrußes angelangt, der Ablauf erfolgt jetzt in umgekehrter Reihenfolge: Einatmend streckst du den Rücken lang, blicke nach vorn, ausatmend beugst du dich über die Beine in Uttanasana, die Vorbeuge im Stehen.

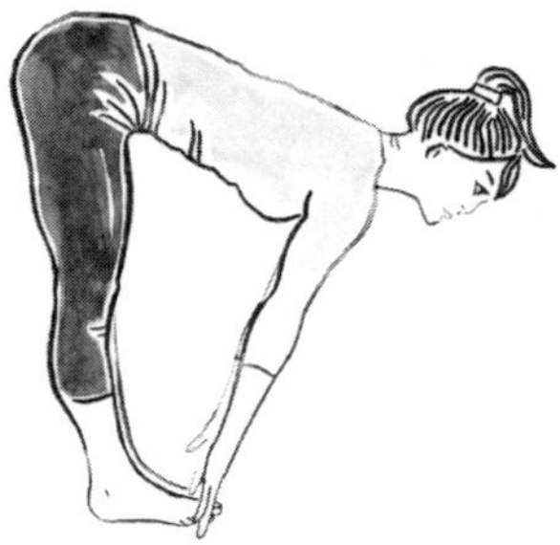

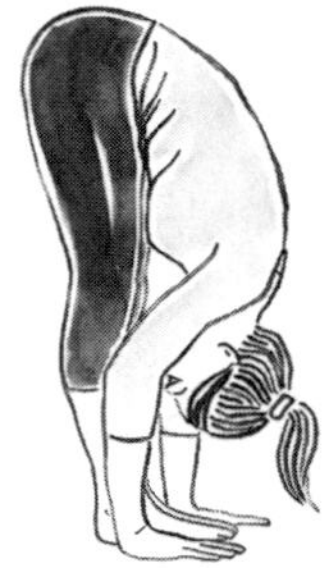

Streckung

14 Einatmend kommst du mit geradem (!) Rücken wieder nach oben zum Stehen, die Arme nimmst du wie am Anfang über die Seite mit nach oben und blickst auch wieder zu den Daumen, offener Brustkorb inklusive.

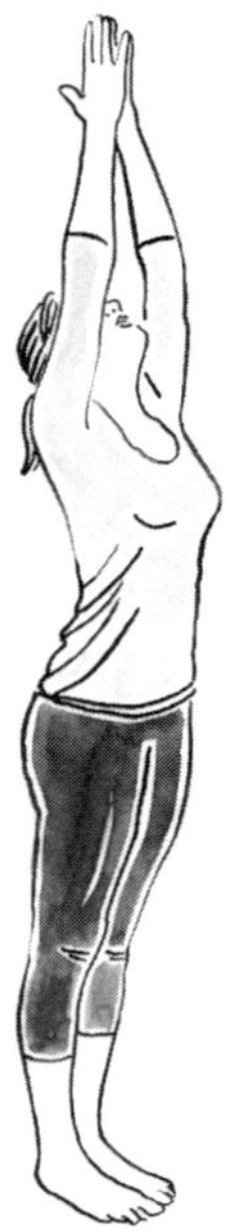

Tadasana

15 Lass nun ausatmend die Arme wieder sinken, entweder vor der Brust gefaltet oder neben dem Körper zurücksinken in Tadasana.

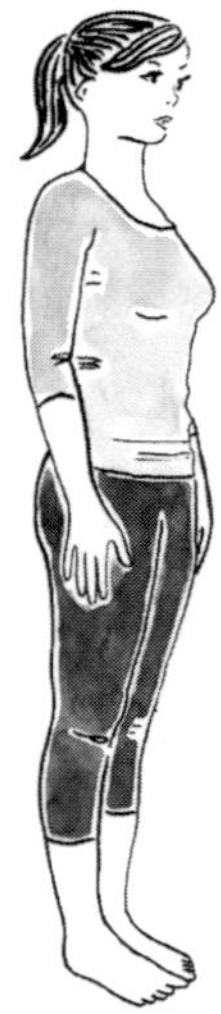

Dann geht der Sonnengruß wieder von vorn los, diesmal aber auf der linken Seite – das heißt, du stellst nach der Vorbeuge das linke Bein nach hinten und streckst beim Herabschauenden Hund auch das linke Bein zur Decke.
Du kannst Surya Namaskar zunächst drei- oder fünfmal hintereinander üben und zwölfmal hintereinander anpeilen. Aber nicht überanstrengen! Sei wie immer achtsam und liebevoll mit dir selbst und mache alles nur so oft, wie es dir guttut. Versuche, bewusst zu bleiben, führe die Bewegungen langsam aus, atme tief ein und gründlich aus, dann verlangsamt sich der Ablauf ohnehin.
Wenn du dir die Abfolge inklusive Atmung gut merken kannst, führe das Prinzip „Bewegung folgt der Atmung" ein. Du kannst den Sonnengruß auch einmal mit geschlossenen Augen üben oder deine Atmung so weit verlangsamen, dass du fast in der Zeitlupe ankommst. Wenn du Lust auf mehr Action hast, lege deine Lieblingstanzmusik auf und übe dazu. Für Musikalische: Den Sonnengruß kann man hervorragend rhythmisieren, indem du in jedem Asana jeweils bis vier zählst (im Takt, bitte), das macht sehr viel Spaß und total gute Laune – Surya Namaskar als Tänzchen! (Siehe auch Musikempfehlungen zum Üben im Anhang auf S. 155.)

KINDERLEICHTE PAUSE

Du kannst dir immer und jederzeit eine Pause gönnen, indem du in der Stellung des Kindes bleibst. Dies bietet sich zum Beispiel nach den fünf Atemzügen im Herabschauenden Hund an. Damit dein Körper aber aktiv bleibt und nicht völlig in der Ruheposition ankommt, lasse die Arme vor deinem Körper liegen. In der ultimativen Ausruhposition des Kindes liegen die Arme parallel am Körper, die Hände bei den Füßen. Diese Position kannst du gern nach dem Sonnengruß einnehmen, um dich auszuruhen, den Puls zu beruhigen, noch mal ganz in dich zu gehen.

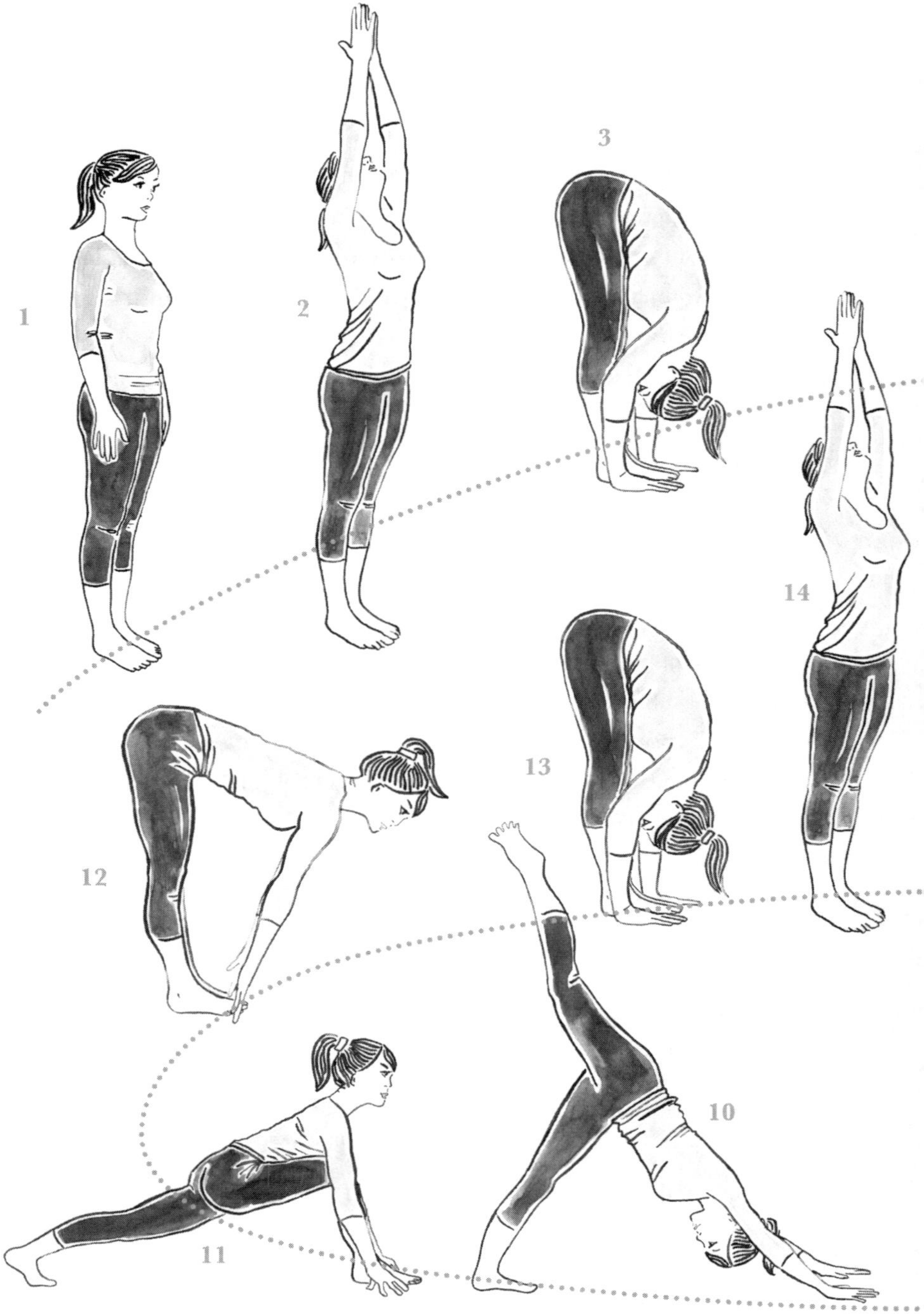
1
2
3
14
13
12
10
11

SONNENGRUSS

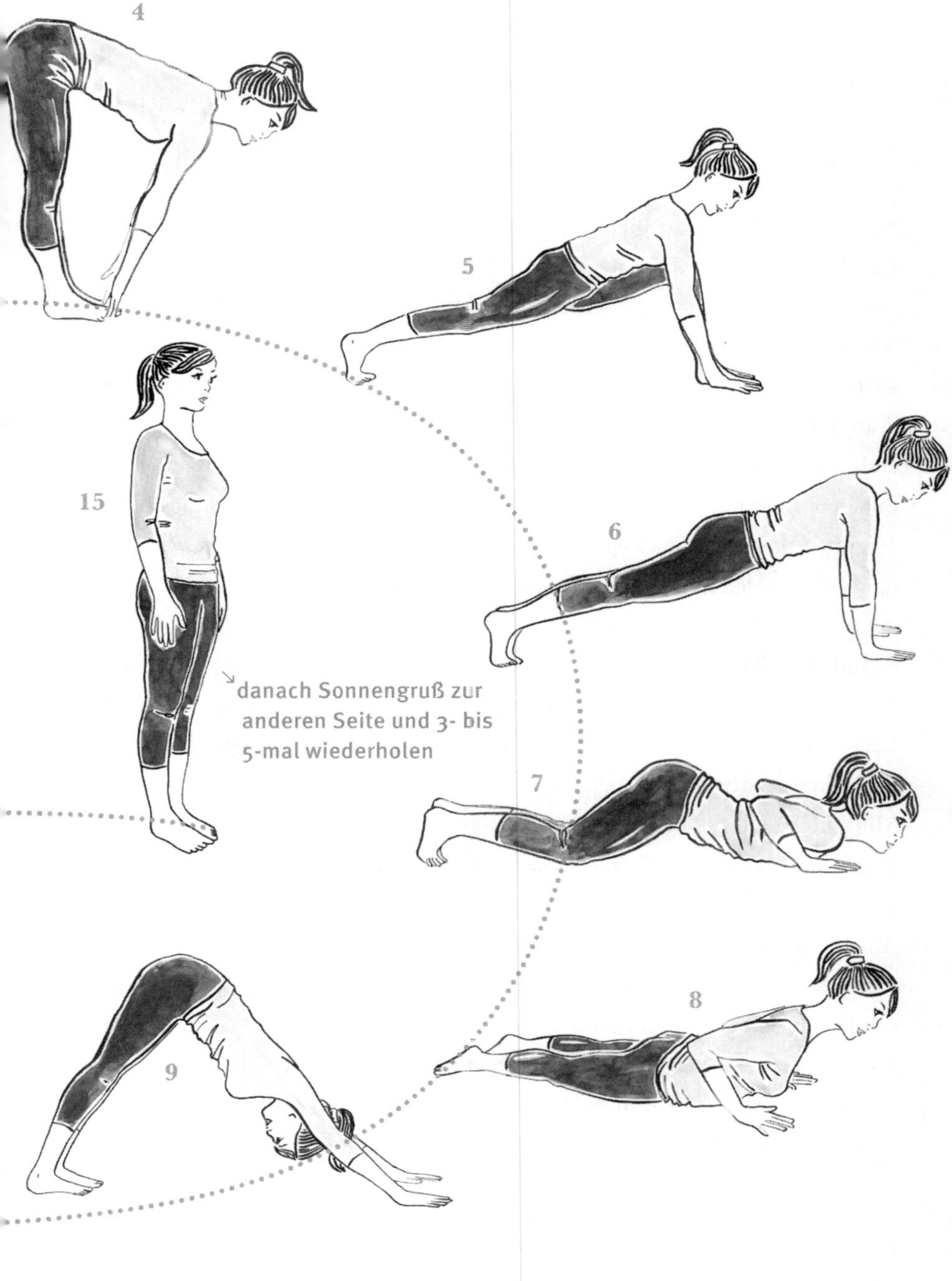
4
5
15
6
danach Sonnengruß zur anderen Seite und 3- bis 5-mal wiederholen
7
8
9

FLOWS FÜR ALLE FÄLLE

Nach Surya Namaskar bietet sich entweder Savasana an – oder du bist nun supermotiviert und willst noch mehr tun. Dann gibt es hier gleich noch ein paar Vorschläge für alle Lebenslagen. Wir alle kennen das – am Wochenende oder in der Freizeit überfällt einen nicht, wie erhofft, die totale Entspannung, sondern das pure Leben. Alles, was im Arbeitsflow erfolgreich zurückgedrängt wird, bricht sich nun Bahn. Der Klassiker sind dann die Wochenend-Migräneanfälle, heftige Grübelei und mal eben einen zünftigen Streit mit den Liebsten vom Zaun zu brechen. Ich selbst war jahrelang in der Migräneabteilung unterwegs, am Schluss allerdings so schlimm, dass sie mich nicht nur in der freien, sondern auch in der sonstigen Zeit einholte. Nicht lustig, weil ich zum Teil arbeitsunfähig im dunklen Raum, mit einem Eisbeutel auf dem hämmernden Kopf und unansprechbar im Bett lag, manchmal drei Tage am Stück. Klingt vielleicht nach dem üblichen Yoga-hat-mir-mein-Leben-gerettet-Klischee, aber kurz nachdem ich regelmäßig begann, Yoga zu praktizieren, und dann auch die erste Ausbildung anfing, verzog sich die Migräne. Heute ist die Gute nur noch eine nebulöse Erinnerung an gruselige Zeiten und lässt sich, wenn überhaupt, nur ein- bis zweimal im Jahr blicken. Und bei der Gelegenheit erinnert sie mich daran, dass ich dringend eine Auszeit brauche und nach innen schauen muss, nicht im Außen hektisch nach Lösungen suchen und meinem Gehirn nicht nebenbei alles, was an Reizen herumschwirrt, zumuten soll.
Für die oben zitierten Lebenslagen bietet Yoga nun wirklich einige hervorragende Rezepte, die dich in null Komma nix in einen angenehmeren als den hypergestressten Wochenend-GAU-Modus versetzen können. Es mag etwas sehr schematisch klingen, aber ich habe für mich festgestellt, dass es drei Fak-

toren gibt, die im Laufe einer anstrengenden Arbeitswoche (oder im Laufe mehrerer Monate oder Jahre) auf mein Gemüt schlagen: Ängste, die mein Kopf herumwälzt und mein Herz verschließen, als Folge Anspannung in der Muskulatur, besonders in der Nackengegend (weil der Fluss zwischen Herz und Kopf blockiert ist). Daraus resultiert ein extremer Energieabfall – körperlich wie geistig. Gegen diese drei verschreibt Dr. Yoga:

1. Entstressen mit Twists,
2. das Feuer entfachen mit Kriegerhaltungen und
3. das Herz öffnen mit Rückbeugen.

Passend dazu werde ich dir gleich drei verschiedene Flows vorstellen. Aber vorher noch ein kleiner Ausflug in die Systematik der Asanas, der verdeutlicht, wie vielseitig und allumfassend Yoga ist.

JETZT MIT SYSTEM

Mit Vinyasa-Yoga kannst du mehr Flexibilität und Leichtigkeit in dein Leben integrieren. Allerdings gilt auch hier das erste Yoga-Sutra von Patañjali: Sthira sukham asanam – das Asana, also die Übung, sollte stabil (sthira) und dabei leicht (sukham = glücklich) sein. Um in die Leichtigkeit Stabilität und in die Stabilität Leichtigkeit einfließen zu lassen, braucht es Übung und – tadaa! – Achtsamkeit, kein großes Nachdenken mehr über Bewegungsabläufe und den Atem und natürlich auch eine mehr oder weniger trainierte, aber auch entspannte Muskulatur. Das klingt jetzt natürlich wieder nach Stress!, Diziplin!, Übungsplan! Aber halt: Wenn du dabeibleibst, ohne dich unter Druck zu setzen, übst, ohne ein großes Ziel erreichen zu wollen, und einfach genießt, was für ein gutes Gefühl Yoga dir geben kann, machst du schon alles richtig.
Zurück zur Systematik der Yoga-Asanas – wir haben zunächst rein schematisch folgende Bewegungsmöglichkeiten:

- Vorbeugen (Uttanasana)
- Rückbeugen (Kobra)
- Seitdrehungen (Drehsitz)
- Stehhaltungen (Krieger)
- Sitzhaltungen (Lotussitz)
- Liegehaltungen (Krokodil)
- Umkehrhaltungen (Kopfstand)
- Gleichgewichtsübungen (Baum)
- regenerative Haltungen (Savasana)

Manchmal überschneiden sich natürlich die Kategorien – das Krokodil ist zum Beispiel sowohl eine Liegehaltung als auch eine Seitdrehung.

DEHNBARE BEGRIFFE

Ein Wort sei noch zum Mythos „Ich muss total gelenkig sein für Yoga" gesagt: Erstens ist Gelenkigkeit etwas Angeborenes, da sie sich ausschließlich auf die Form und Funktionsfähigkeit der Gelenke bezieht. Ich könnte zum Beispiel niemals im Leben den sogenannten Männerspagat hinkriegen (die Beine seitlich links und rechts in der „Grätsche" ausgestreckt, und das auf 180 Grad), weil der Bau meiner Hüfte dies nicht erlaubt. Punkt. Brauche ich nicht zu trainieren, das ging schon als Kind im Ballett nicht. Der Damenspagat hingegen geht gut (im Yoga Hanumanasana genannt): linkes Bein nach vorn, rechtes nach hinten ausgestreckt und die linke Pobacke auf den Boden, kein Problem, denn meine Hüfte ist für diesen Zweck eben besser gebaut.

Die Dehnfähigkeit hingegen, die im Allgemeinen mit der obigen Fähigkeit verwechselt wird, ist absolut erlernbar und erweiterbar. Da hat allerdings dein Nervensystem ein Wörtchen mitzureden, denn ein Muskel dehnt sich nur auf Befehl des zentralen Nervensystems (ZNS). Sind die Hinterseiten deiner Beine durch Dauersitzen verkürzt, findet dein zentrales Nervensystem diese Bewegungseinschränkung aufgrund vielfacher Erfahrung gut. Sitzen ist Normalzustand und deswegen völlig in Ordnung. Aber kaum bist du das erste Mal in einer Yogastunde gelandet und nimmst die erste Vorbeuge im Stehen oder Sitzen ein, wobei die Beine jetzt gestreckt werden sollen, tönt es: „Was?!? Hinterseiten der Beine dehnen?“ Dein Nervensystem meldet: „Kenn ich nicht! Gefahr! Feuer! Hilfe!“ Und schon hast du den Salat: Du kannst mit den Händen gerade mal die Knie erreichen. Macht nichts, denn mit der Zeit (also mit Wiederholungen über einen längeren Zeitraum) lernt das Nervensystem: „Okay, hier droht keine Gefahr, alles in Ordnung, fühlt sich sogar gut an, machen wir.“ Ein eindrucksvoller Beweis für diese These: Unter tiefer Vollnarkose, also bei Ausschaltung des zentralen Nervensystems, könnten wir uns alle ganz gemütlich das Bein hinters Ohr klemmen lassen, da kein Alarm gemeldet wird. Allerdings ist das keine empfehlenswerte Trainingsmethode ...

Viel smarter ist es, die Eigenschaften des zentralen Nervensystems für sich zu nutzen. Das heißt, wenn das Nervensystem – also du – entspannt ans Yoga herangeht, wirst du viel eher wachsende Dehnfähigkeit ernten können, als wenn verkrampfter Ehrgeiz dich treibt. Von überhöhten Ansprüchen zurückzutreten, das Leistungsdenken von der Matte zu verbannen und im Moment anzukommen müssen wir Leistungsgesellschaftsmitglieder aber erst einmal wieder lernen. Bleibe also achtsam, auch deiner eigenen Motivation gegenüber!

Das Schöne am Yoga ist, dass du deine Übungsfolgen auf deine persönlichen Bedürfnisse und jeweilige Lebenssituation abstimmen kannst. Ganz bewusst habe ich nur wenige Asanas in die drei Flows gepackt, damit du dir die Abläufe leichter merken kannst. Auch in diesem Fall ist weniger schlichtweg mehr, die Quantität der Asanas ist der Qualität, mit der du übst, absolut unterlegen. Die einzelnen Flows dauern jeweils fünf bis zehn Minuten. Natürlich kannst du gerne zwei Abfolgen oder alle drei hintereinander machen oder dir eigene Sequenzen ausdenken, in denen einzelne Übungen aus den Flows miteinander kombiniert werden. Am Ende dieses Kapitels findest du ein Beispiel dazu. Auf diese Art kannst du dir ein ganz eigenes Programm zusammenstellen.

VINYASA – ALLES IM FLUSS

Das Wort Vinyasa ist, wie so oft im Sanskrit, die Zusammensetzung zweier Bedeutungsfelder: Vi bedeutet „auf diese Art und Weise“, phonetisch und in der Bedeutung dem Deutschen „wie“ verwandt. Nyasa bezeichnet die Energie, die im Raum platziert wird.

Im Yoga bedeutet dies, die Idee von der Energie, also das Prana, die durch uns und den gesamten Kosmos strömt, in Bewegung umzusetzen. Der Atem spielt darin eine entscheidende und verbindende Rolle: Jede Bewegung wird durch die Atmung mit der anderen Bewegung verbunden, sodass eine Art atmender, kosmischer Tanz aus Asanas entsteht, fließende Bewegungen, die die Idee der Energie im Raum in Realität umsetzen. Für mich als eine Frau, die von früher Kindheit an getanzt hat und so daran gewöhnt ist, Räume mit Bewegung zu erspüren, eine wunderbare und absolut nachvollziehbare Idee.

Durch Vinyasas, auch der Einfachheit halber manchmal Flow genannt, beruhigt sich das Nervensystem, die tiefe Atmung und Konzentration auf die Verbindung zwischen Atem und Bewegung erzeugen ein Gefühl von Gegenwärtigkeit.

Das Vinyasa, von dem in diesem Buch die Rede ist, ist eine feste Abfolge von Asanas und Übergängen, die aus dem Sonnengruß entlehnt ist und immer wieder als Link zwischen den Asanas vorkommt. Dieses Vinyasa nun beginnt beim Herabschauenden Hund: Einatmend schiebe dich nach vorn ins Brett, lasse ausatmend Knie, Brust und Kinn auf die Matte sinken, tauche einatmend in die Kobra. Ausatmend schiebe dich wieder in den Herabschauenden Hund zurück. Bleibe hier für fünf Atemzüge, überprüfe währenddessen deine Finger, die fest auf dem Boden verankert sind, deinen Nacken – entspannt (Kopf schütteln, nicken) –, Blick zu den Füßen, Schultern weg von den Ohren, die Schulterblätter schmelzen in Richtung Hüfte. Beuge sanft die Knie und ziehe einatmend die Sitzknochen zur Decke, schiebe ausatmend die Fersen zum Boden. Erinnere dich: Der lange, gerade Rücken ist wichtiger als die ausgestreckten Beine.

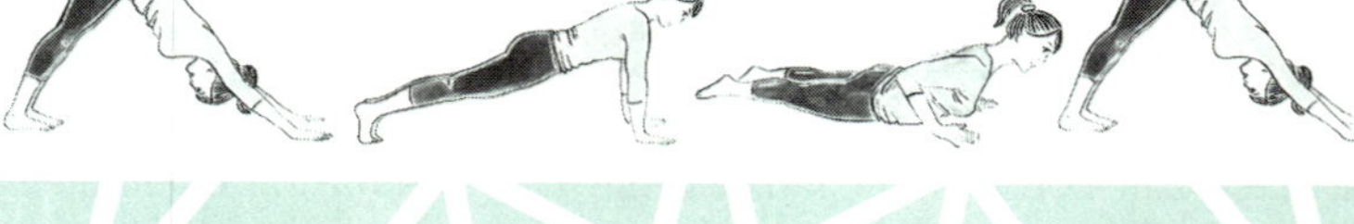

ENT-SPANNT IM TWIST

Oder wie es auf Englisch sehr schön heißt: Twist away the tension. Drehungen oder auch Twists sind eine ganz spannende Sache: Zunächst mal drehst du deine Wirbelsäule in eine Richtung, das tut den Wirbeln schon mal sehr gut, sie bewegen sich auseinander, die Bandscheiben bekommen „Luft". Die anderen tollen Effekte bemerkst du, wenn du aus der Drehung wieder herauskommst: Die Körperseiten wurden verlängert und gedehnt, der Atem dadurch automatisch vertieft. Die Verdauungsorgane werden besonders bei den Drehungen im Sitzen wie ein Schwamm zusammengedrückt. Wenn du nun tief atmest und dein Blut mit leckerem Sauerstoff auffüllst, dich dann aus der Drehung langsam herausbegibst, saugen sich diese Organe wie der zitierte Schwamm wieder mit dem sauerstoffreichen Blut voll. Außerdem bewegst du mit einem Twist deine Wirbelsäule auf relativ ungewohnte Art. In den Drehungen wird dir das volle Potenzial deiner Wirbelsäule, also buchstäblich des Dreh- und Angelpunktes deines Körpers, bewusst: Wir sind beweglicher – nicht nur körperlich, sondern auch und gerade im Geist –, als wir glauben. Allzu oft hängt das Gefühl von Steifheit und Unbeweglichkeit nicht nur von körperlichen Vorgängen ab, sondern von Einstellungen und Glaubenssätzen. Die Sprache ist da recht präzise: Wir versteifen uns auf eine Sache, beharren auf einer Meinung, haben fixe Ideen, sind gespannt ... Twist away the tension ...

1 Beginne in der sogenannten Easy Pose: Setze dich entweder direkt auf die Matte, die Beine wie im Schneidersitz abgelegt, nur überkreuzen sich die Knöchel nicht. Wenn es dir schwerfällt, in diesem Sitz „Easiness" zu entdecken, weil deine Knie mehrere Zentimeter hoch über dem Boden schweben und anfangen zu zittern oder sich zu verkrampfen, weil du dich anstrengen musst, sie zu halten, nimm dir eine mehrfach gefaltete Decke und lege sie dir unter das Steißbein. Setze dich wirklich nur an den Rand der Decke, damit sich das Becken aufrichten kann und deine Lendenwirbelsäule entlastet wird. Du kannst auch einen Yogablock nehmen, dich dann aber natürlich vollständig auf diesen draufsetzen, nicht nur an den Rand.

Sei bitte ganz ehrlich mit dir: Die Knie sollten wie gesagt nicht in der Luft schweben, sondern am Boden liegen oder höchstens fünf Zentimeter vom Boden entfernt sein, sonst krümmst du deine untere Wirbelsäule und musst die Beine mit der Oberschenkelmuskulatur halten – nicht förderlich und sicher nicht bequem und easy. Wenn dir das gar nicht gelingt, ist das nicht schlimm! Dann komme alternativ in den Fersensitz und setze dich längs auf einen Block; du kannst auch eine Decke darauflegen, um den Sitz zu erhöhen. Oder du kommst in den einfachen Schneidersitz. Die Hauptsache ist, dass du eine bequeme Sitzposition findest.

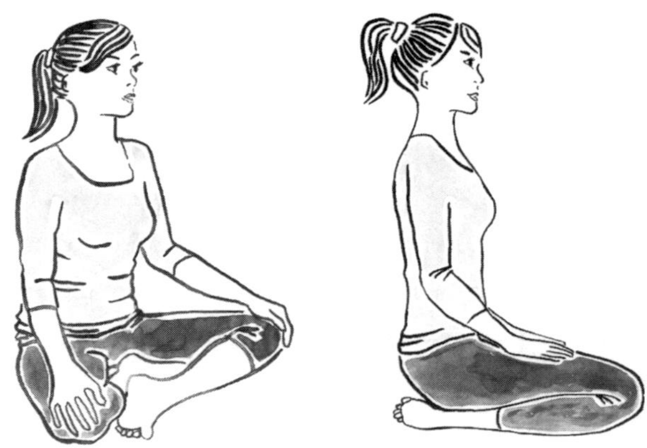

2 Atme nun tief ein und strecke die Arme weit über den Kopf, den Blick nach vorn. Lege ausatmend die linke Hand aufs rechte Knie und stelle die rechte Hand mit den Fingerspitzen hinter deinem Körper auf. Spüre, wie der Körper allein durch diese Bewegung reagiert. Dann drehe ganz sacht erst den Bauchnabel, dann die Flanken, den Brustkorb und am Schluss den Nacken nach rechts hinten, dein Blick geht über die rechte Schulter. Führe diese Bewegung sehr bewusst aus, spüre, wie sich jeder einzelne Wirbel in deinem Rücken um die eigene Achse dreht. Bleibe hier für zwei Atemzüge, mit einer Ausatmung drehe dich langsam und bewusst wieder in die Mitte zurück. Dort angekommen, atme ein, strecke die Arme wieder über den Kopf und lege ausatmend die rechte Hand auf das linke Knie. Einatmend drehe dich in beschriebener Weise nach links, verweile hier wieder für zwei Atemzüge, dann ausatmend wieder nach vorn zurückdrehen. Spüre kurz nach, wie sich dein Oberkörper nun anfühlt, die Atmung, der Rücken. Wiederhole jede Seite dreimal.

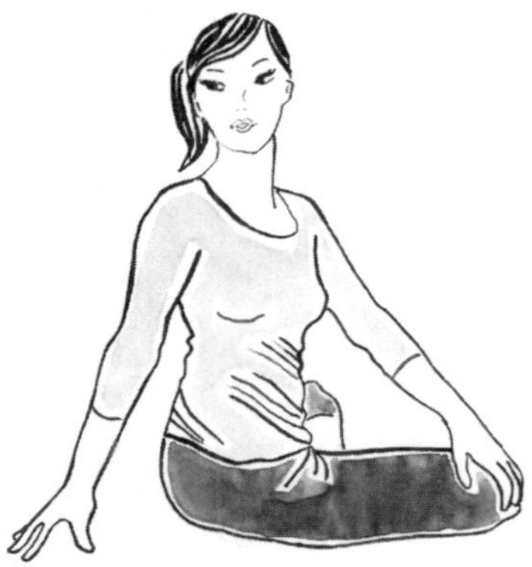

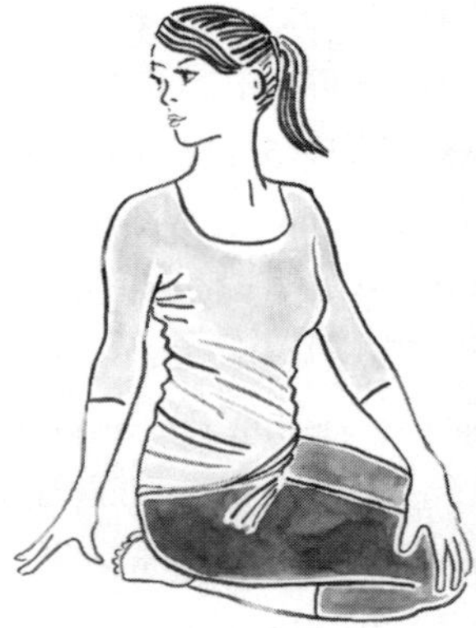

3/4 Setze die Hände vorn an die Matte, „entknote" die Beine aus der Easy Pose oder dem Fersensitz und stelle die Knie wieder auf die Matte. So im Vierfüßler angekommen, strecke die Beine sanft aus, das Gesäß schiebt sich Richtung Decke, und komm ausatmend in den Herabschauenden Hund. Lasse ein Vinyasa folgen (siehe S. 104).

5 Vom Herabschauenden Hund strecke einatmend das linke Bein zur Decke, ausatmend stelle es nach vorn zwischen den Händen ab. Das rechte Bein ist lang, drehe den Fuß, sodass sich die Ferse und der ganze Fuß auf der Matte befinden, ungefähr auf 60 Grad ausgedreht, die Zehen zeigen schräg nach vorn. Drücke die Außenkante des rechten Fußes fest in die Matte, bis du spürst, dass die Muskulatur deines rechten Oberschenkels aktiviert ist. Vielleicht ist es dir zu anstrengend, das Bein gestreckt zu halten, dann lege einfach das Knie ab (dann bleibt der Fuß gerade). Ist die Matte zu hart, weil du, was oft vorkommt, empfindliche Knie hast, schlage sie einmal ein und lege das Knie auf die so doppelt gelegte Matte ab.

Platziere den Block links ganz nah neben deinem linken Fuß und setze deine linke Hand darauf. Das geht natürlich auch ohne Block, aber du solltest so dehnfähig sein, dass dein Brustkorb weit offen ist, da du sonst mehr schlecht als recht über deinem linken Knie hängst. Einatmend strecke nun deinen rechten Arm Richtung Decke, ähnlich wie in der vorigen Seitdehnung im Vierfüßler. Atme aus und mit der nächsten Einatmung öffne den Brustkorb ganz bewusst – stell dir vor, dass du mit der rechten Hand etwas an der Decke greifen möchtest, schiebe die rechte Schulter aber nach hinten. Es entsteht ein Gefühl, als hättest du einen Tennisball in der Achsel und müsstest ihn dort halten. Wenn dein Nacken dabei entspannt bleibt, blicke zu deiner Hand nach oben (sonst zur Seite), strecke auch die Finger Richtung Decke.

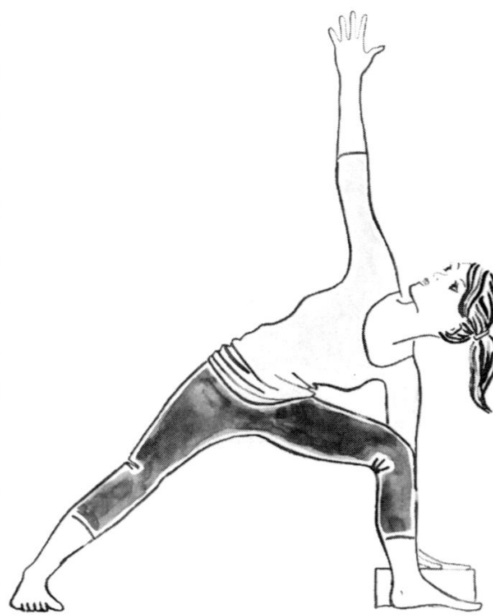

6 Ausatmend schiebe nun die Hand nach vorn über deinen Kopf, der Arm ist ausgestreckt und die Verlängerung deiner rechten Körperseite. Versuche, dein Brustbein noch etwas mehr in Richtung Decke zu drehen – hier ist der Twist. Lange Seiten, der Blick nach vorn in die Hand (Handfläche zeigt nach unten) oder, wenn dein Nacken das nicht mag, zur Seite. Die Außenkante deines rechten Fußes ist immer noch aktiv, saugt sich an die Matte. Spüre die Länge deiner rechten Körperseite vom rechten Fuß bis zur rechten Hand und atme drei Atemzüge im gestreckten Seitwinkel, in Sanskrit: Utthita Parsvakonasana.

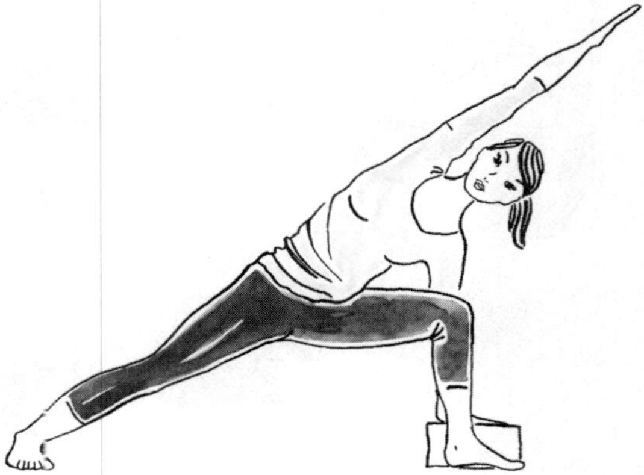

7/8 Ausatmend lasse den rechten Arm wieder sinken, setze die Hand auf die Matte auf und drehe den rechten Fuß wieder parallel. Dann gehe mit dem linken Bein wieder den Schritt zurück in Adho Mukha Svanasana, den Herabschauenden Hund. Verweile hier wieder zwei Atemzüge oder, wenn du heute besonders energiegeladen bist, führe ein Vinyasa aus (einatmend ins Brett, ausatmend Knie-Brust-Kinn zu Boden, einatmend Kobra, ausatmend Herabschauender Hund). Dann geht es weiter mit der Dehnung der linken Seite. Nach drei Atemzügen wie gehabt wieder zurück in den Herabschauenden Hund.

Hier kannst du wieder ein Vinyasa folgen lassen, oder du begibst dich gleich vom Herabschauenden Hund in die entspannende Kindstellung mit den Armen nach hinten abgelegt. Genieße diesen Moment der Ruhe und spüre deinen Atem. Verweile hier eine Minute oder ungefähr acht bis zehn Atemzüge.

FLOW MIT TWIST

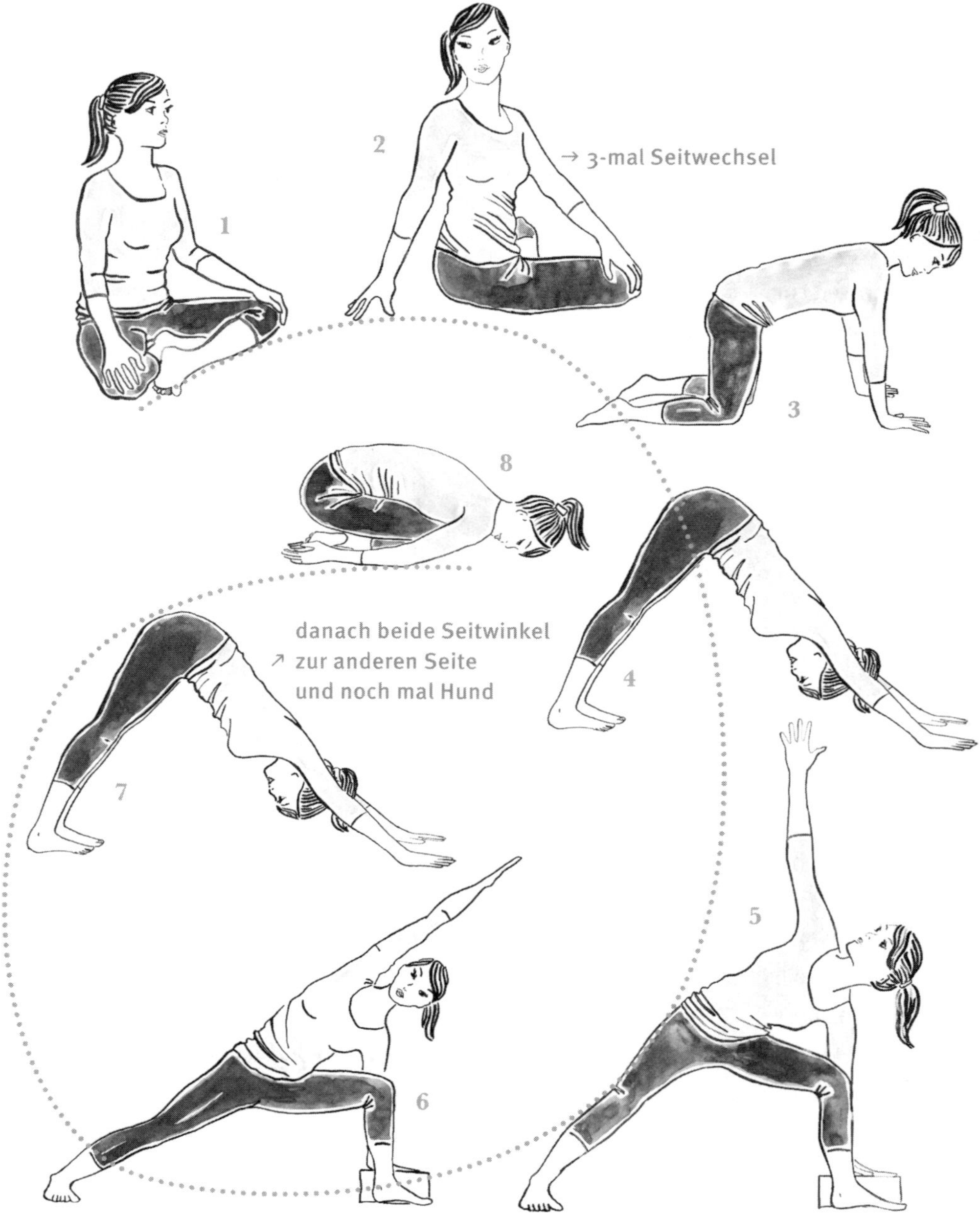
1
2
→ 3-mal Seitwechsel
3
8
4
danach beide Seitwinkel
↗ zur anderen Seite
und noch mal Hund
7
5
6

ENERGIE LADEN AUS DEM STAND

Niemals hat Routine Berge versetzen können, schreibt Paulo Coelho im *Handbuch des Kriegers des Lichts*. Mit Routine meint er hier die automatisch und ohne Bewusstsein ausgeführten Handlungen, von denen unser Leben übervoll ist. Die Achtsamkeit und das Bewusstsein der Verbundenheit machen aus einem Krieger (und einer Kriegerin) erst Lichtgestalten, Menschen, die anderen mit Rat und Tat und Energie zur Seite stehen, die ihr Leben meistern und sich nicht nur durch-schlagen. Mit den Kriegerhaltungen des Yoga kannst du diese Qualität erfahren und einüben – Energie über die Füße aus der Erde holen, im Körper spüren, vom gespannten Bogen einen Pfeil der Liebe in die Welt schicken. „Der Krieger macht Gebrauch von Disziplin und Mitgefühl", heißt es weiter bei Coelho. Das unterscheidet ihn vom herkömmlichen, martialischen Kämpfer, den die Vernichtung des Feindes treibt. Mitgefühl für andere, aber natürlich auch für dich selbst sollten dich anleiten.

Wenn du also des Kämpfens in der Welt müde bist und dringend Energie tanken möchtest oder ein bestimmtes Ziel oder Projekt mit guten Gedanken und Taten anfüllen willst oder einfach deine eigene erdverbundene Energie spüren möchtest, ist der folgende Flow eine perfekte Gelegenheit dafür. Ziehe möglichst die Socken aus, dann kannst du die Verbindung mit dem Boden besser spüren und rutschst auch nicht in den Socken herum.

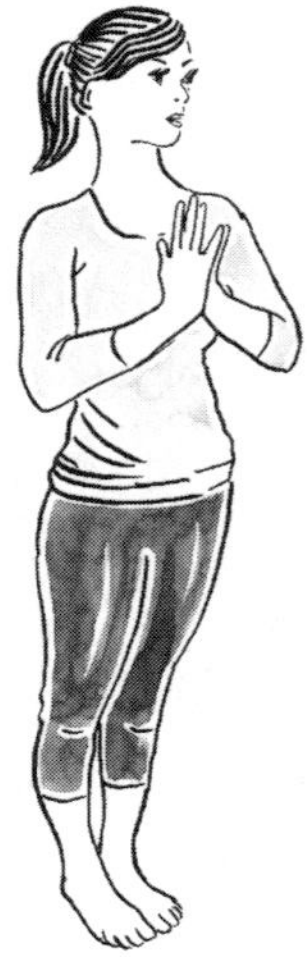

Tadasana mit Anjali Mudra

1 Du kommst aus dem Sonnengruß wieder am oberen Ende der Matte bei Tadasana an. Lege die Hände gefaltet vor die Brust in Anjali Mudra. Spüre deinen Herzschlag, die pulsierende Energie im Körper, atme ganz entspannt. Wandere mit der Aufmerksamkeit zu deinen Füßen, beuge leicht die Knie, sodass man es von außen kaum sehen kann. Nimm wahr, wie du auf der Matte stehst, welche Teile deiner Füße die Matte berühren: die Zehen, die Ballen, die Außenkanten und die Ferse. Spüre die Verbindung mit der Erde. Atme tief und gleichmäßig, ohne etwas zu erzwingen.
Dann öffne ausatmend die Augen, richte einatmend noch einmal bewusst die Wirbelsäule von innen auf und rolle die Schulterblätter nach unten und außen.

Krieger I

2 Jetzt kommt der Krieger I (Virabhadrasana): Ausatmend in Ujjayi, steige mit dem rechten Bein einen großen Schritt nach hinten. Die Ferse des Fußes landet dabei auf der Matte, die Zehen zeigen schräg nach vorn. Beuge das linke Bein, achte darauf, dass das Knie eher nach außen fällt – das schont den Innenmeniskus. Zum Test: Du solltest den großen Zeh an deinem linken Fuß gut sehen können. Deine Hüften sind nach vorn ausgerichtet, das heißt, auch die Spitze der rechten Hüfte zeigt nach vorn. Die Außenkante deines rechten Fußes saugt sich aktiv in die Matte, sodass du spürst, wie auch der äußere Oberschenkelmuskel aktiviert wird. Wenn du die Außenkante des Fußes nicht richtig in die Matte drücken kannst oder du mit dem rechten Knie Schwierigkeiten bekommen solltest, setze den Fuß etwas weiter nach vorn, um den Schritt zu verkleinern. Mit der nächsten Einatmung führe deine Hände entweder in Anjali Mudra nach oben Richtung Decke oder, wenn es dir schwer-

fällt, die Arme so zu strecken, löse die Handflächen voneinander und strecke die Arme nach oben. Wenn du hier sicher stehst, blick nach oben zur Decke. Lass die Schultern nach unten schmelzen. Der Krieger I ist ein Asana, das deine Kraft sammelt, konzentriert und aktiviert. Dies wird ganz stark durch die geschlossene Hüfte ausgedrückt. Du bleibst noch ganz bei dir, richtest dich zur Erde und gleichzeitig Richtung Himmel aus. Atme mindestens drei Atemzüge bewusst ein und aus, immer in Ujjayi, wenn dir das angenehm ist.

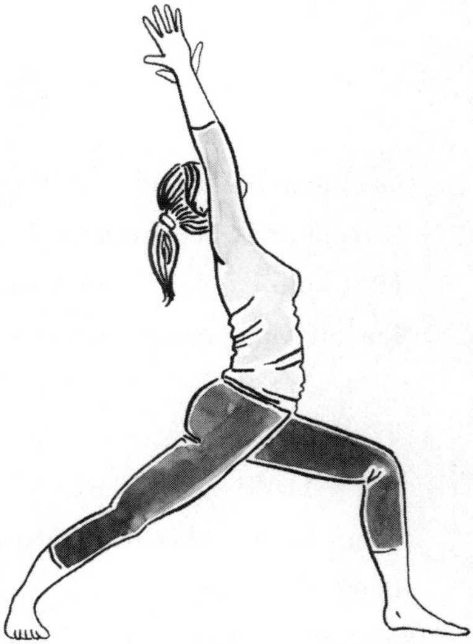

Krieger II

3 Dann öffne die Arme, indem du den linken Arm ausgestreckt nach vorn führst, die Blickrichtung über deinen Mittelfinger. Strecke den rechten Arm nach hinten aus, die rechte Hüfte öffnet sich automatisch, der linke Hüftknochen zeigt nun nach vorn, der rechte nach hinten. Entspanne die Schultern, stell dir vor, du würdest die Arme auf einem Brett ablegen. Versuche die Leichtigkeit, aber auch die Stabilität im Krieger II zu spüren. Beuge das linke Knie noch ein bisschen mehr, ohne den Kontakt des rechten Fußes mit der Matte zu verlieren, drücke dafür die Außenkante des rechten Fußes in die Matte, damit dein rechtes Bein genauso viel Muskelarbeit leistet wie das linke. Zum Test: Wenn du auf den rechten Fuß blickst, solltest du sehen, wie sich dein Fußgewölbe sanft über dem Boden aufspannt. Spüre die Länge deiner Körperseiten, atme tief

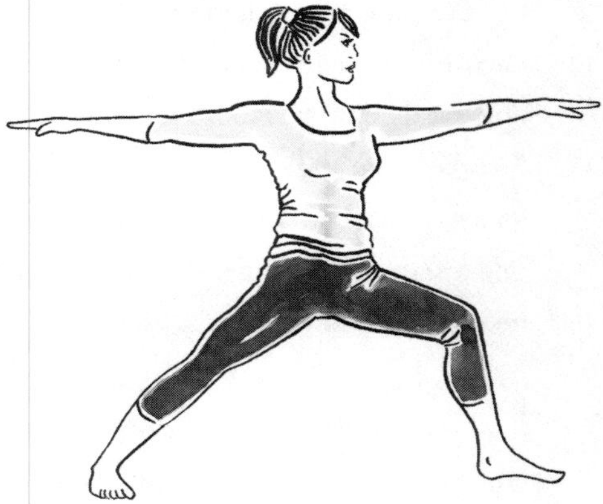

Krieger II

ein, um den Abstand zwischen deiner Hüfte und den unteren Rippen zu vergrößern, lasse die Schultern wieder ein kleines Stück entspannt sinken. Eine gedachte Linie vom Kinn über Brustbein, Bauchnabel und Schambein sollte ein genaues Lot zur Matte bilden. Bleibe hier für drei Atemzüge.

Friedlicher Krieger

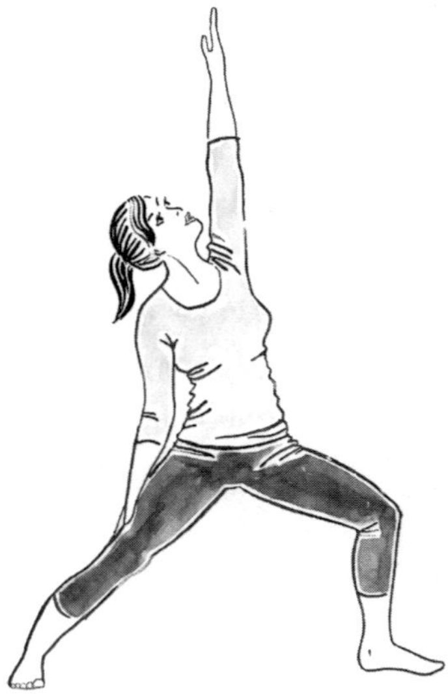

4 Bei der nächsten Ausatmung wandert deine rechte Hand zur Wade, der linke Arm gerade nach oben, die Handfläche zu deinem Gesicht gedreht. Beuge dich sanft nach hinten, ohne die linke Schulter nach vorn kippen zu lassen – dies ist der Friedliche Krieger. Wenn es dein Nacken erlaubt, schau weiter in die linke Hand, sonst zur rechten Hand hinab oder einfach nach vorn. Bleibe hier für drei Atemzüge.

Läufer/Langer Rücken/Vorbeuge/Tadasana

5–8 Führe dann ein Vinyasa (siehe S. 104) aus, indem du deine Hände rechts und links neben den linken vorderen Fuß auf den Boden stellst, den rechten Fuß auf den Ballen drehst – die Ferse vom Boden löst –, den linken Fuß nach hinten neben den rechten stellst, Knie, Brust und Kinn auf dem Boden ablegst, dich in die Kobra schlängelst und in das Kind oder den Hund kommst. Strecke dann das rechte Bein zur Decke, stelle es ausatmend nach vorn, dein linkes Bein folgt, einatmend langer Rücken, ausatmend Uttanasana (Vorbeuge) und einatmend komme mit langem Rücken, die Arme über die Seite mitnehmen, wieder aufrecht zum Stehen in Tadasana.

Kind

9 Wiederhole das Ganze nun auf der linken Seite, mache anschließend wieder ein Vinyasa und ruhe dich danach in der Kindstellung aus.

KRIEGER-FLOW

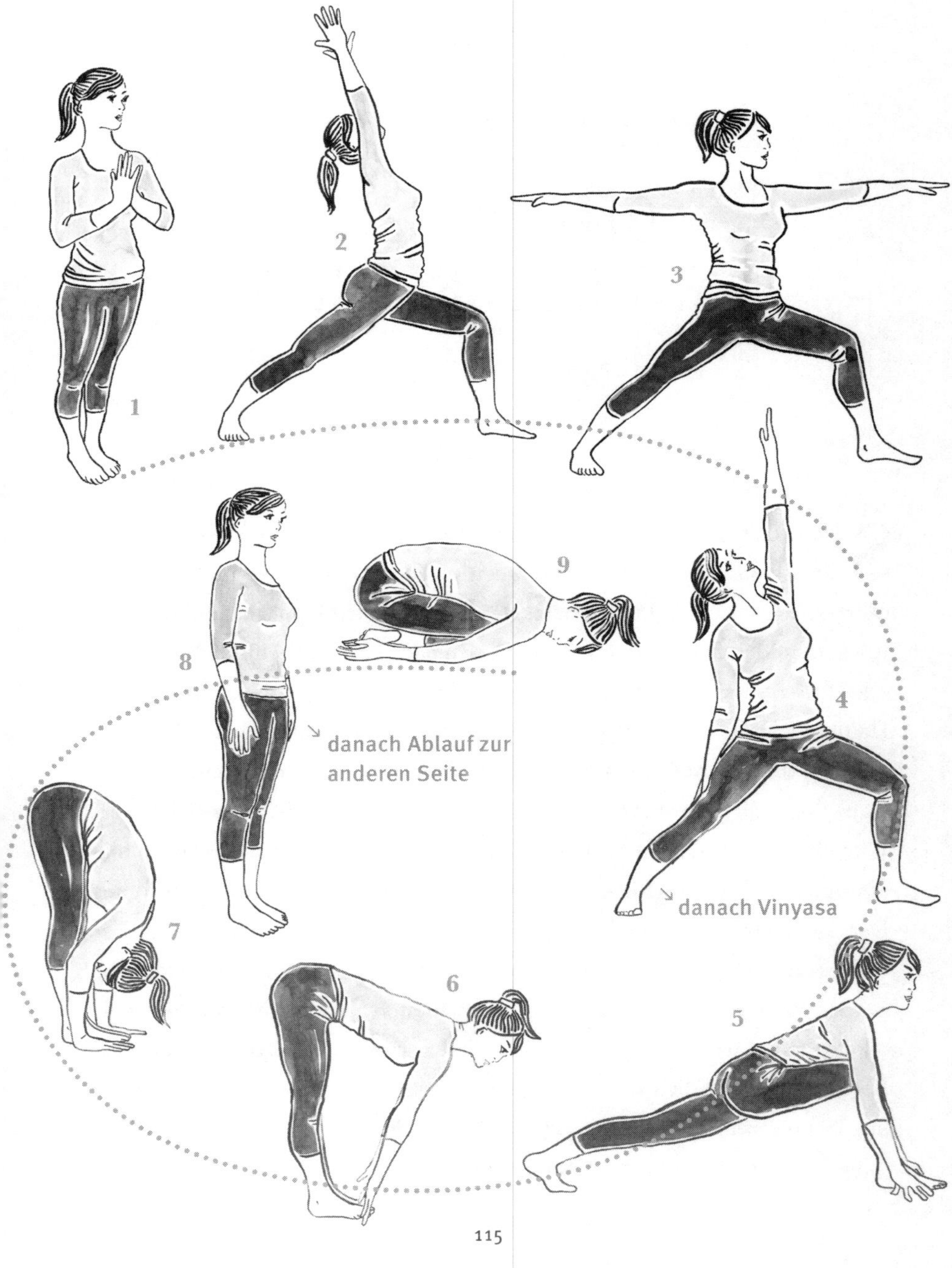

OFFENHERZIG MIT RÜCKBEUGEN

Sitzend, Smartphone bedienend und auf dem Sofa lümmelnd fristen wir meist unser modernes, unbewegtes Leben. Wie bereits anfangs illustriert, rollen unsere Schultern nach vorn, das Becken kippt nach hinten, der Rücken rundet sich, der Nacken streckt sich nach vorn in Richtung Bildschirm oder Smartphone (oder sogar Buch?!?). Ganz klar: Eine zusammengesackte Haltung drückt schon äußerlich aus, was im Inneren vor sich geht. Der Atem ist flach, das Zwerchfell hat keinen Platz, das Herz wird eingeengt, kurz, das Ganze sieht nicht gerade lebensfroh aus und fühlt sich meist auch nicht so an. Wie schön es sich dagegen anfühlt, wenn die Schulterblätter wieder nach hinten unten sinken, der Rücken sich aufrichtet und der Brustkorb sich weitet! Der Atem wird tiefer, der Blick weicher, das Herz offener. Yoga bietet hier so einiges an, um das Herz wieder zu befreien. Darüber hinaus sind bei den folgenden Rückbeugen aber auch andere Qualitäten gefragt, denn was nützt ein offenes Herz, wenn deine innere Stabilität gering ist? Auf der körperlichen Ebene würdest du dich zu sehr in den unteren Rücken hineinfallen lassen und hier Schmerzen oder Verletzungen riskieren. Erfahre die kraftvolle Verbindung von Offenheit und Stabilität im Rumpf!

Manchmal, wenn ich keine Zeit habe, eine Yogarunde einzulegen, benutze ich mein Sofa oder unterwegs einen Stuhl für eine Rückbeuge: Ich lege mich rücklings aufs Sofa und lasse die Arme und den Kopf Richtung Boden hängen, oder ich lege mich quer über einen Stuhl, die Beine auf der einen Seite, Kopf und Arme auf der anderen Seite der Sitzfläche.
Also auf in eine fröhliche Runde mit Rückbeugen:

Beginne im Sitzen, wenn möglich im Fersensitz. Wenn dir die Fußriste oder Knie wehtun, versuch, deinen Sitz mit dem Klotz und/oder einem Kissen so weit zu erhöhen, dass du ohne Schmerzen sitzen kannst. Gelingt dies gar nicht, setz dich in einen Schneidersitz auf dem Rand der Decke oder des Kissens.

Kuh im Sitzen

1 Nun folgt im Wesentlichen die Kuh-Katze-Bewegung, nur im Sitzen: Lege die Hände mit den Handflächen nach oben auf die Oberschenkel, atme tief ein und ziehe die Ellenbogen nach hinten. Dehne den Brustkorb vor, biege den Rücken in eine Rückbeuge, der Blick wandert zur Decke – wie in der Kuh.

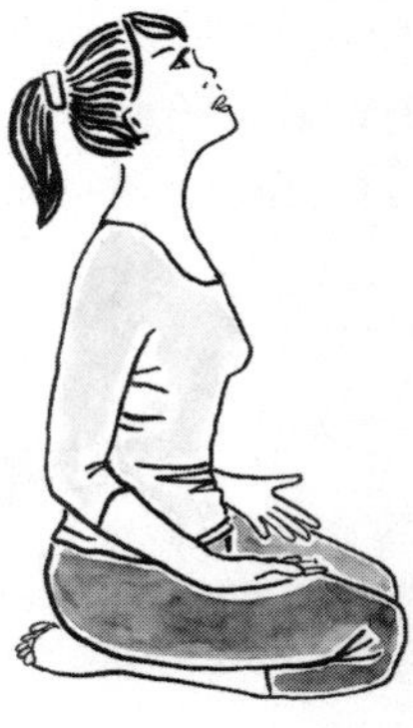

Katze im Sitzen

2 Ausatmend kommt die Katze: Drehe die Handflächen nach unten und schiebe die Ellenbogen wieder nach vorn, runde den Rücken, Blick zum Bauchnabel. Atme so lang aus, bis vermeintlich keine Luft mehr in der Lunge verblieben ist (es bleibt immer etwas übrig, keine Sorge), dann atme wieder ein und zurück in die Kuh etc. Wiederhole die Rück- und Vorbeugen drei- bis fünfmal, versuche die Bewegung jedes Mal größer

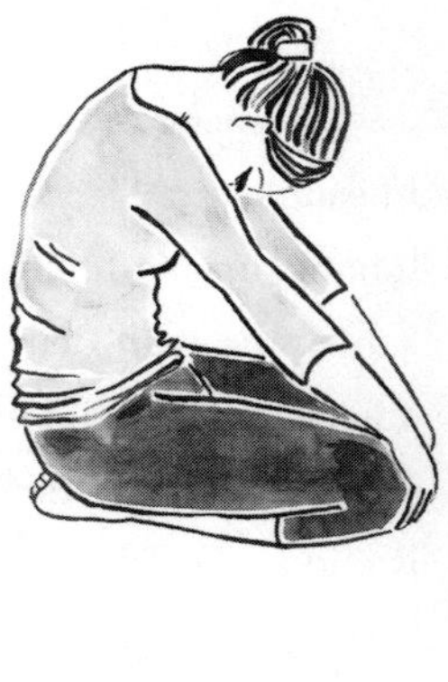

und den Atem tiefer werden zu lassen. Danach verweile kurz ein paar entspannte Atemzüge mit geschlossenen Augen im Sitzen. Diese Übung kannst du natürlich auch hervorragend auf einem Bürostuhl ausführen (siehe S. 43f.) …

Vierfüßler/Gestreckter Vierfüßler

3/4 Von hier geht es wieder einmal in den Vierfüßler: Platziere deine Hände in gewohnter Form, die Finger gespreizt und aktiviert, die Schultern rollen weg von den Ohren, und die Arme sind gestreckt. Atme tief ein und strecke das rechte Bein weit nach hinten parallel zum Boden aus, ausatmend halten, die rechte Seite der Hüfte nicht Richtung Decke ziehen. Mit der nächsten Einatmung strecke den linken Arm nach vorn aus. Halte den rechten Arm gestreckt, zieh ein wenig den Bauchnabel nach innen, schau nach vorn – so kannst du die Balance besser halten.

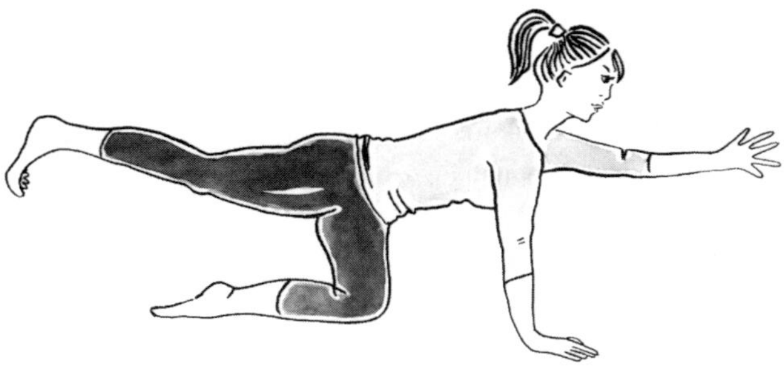

Hand an Fuß

5 Jetzt beuge das rechte Bein, sodass die Wade senkrecht nach oben und die Fußsohle zur Decke zeigt. Greife ganz langsam mit der linken Hand nach hinten zum Fuß und versuche, den Knöchel zu halten. Wenn das nicht geht, kannst du auch dein Hosenbein greifen oder einen Gurt, Gürtel, ein Tuch oder Handtuch zu Hilfe nehmen, den oder das du um den Fuß schlingst. Versuche einatmend, den Brustkorb weiter zu öffnen, ziehe den Fuß vom Rücken Richtung Decke, die Hand dagegen nach vorn oben. Schaffe Platz im Rücken

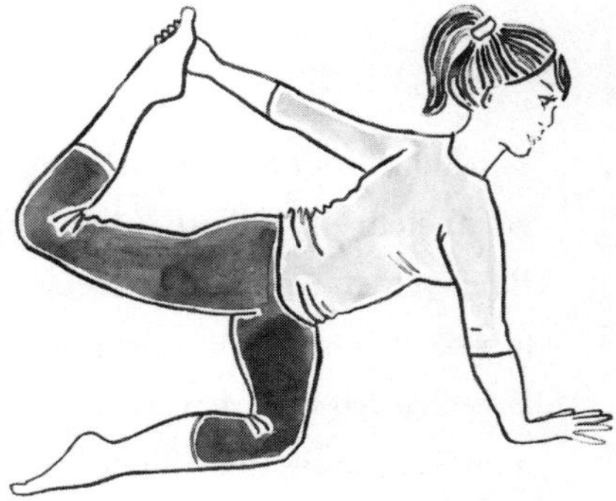

und viel Freiheit im Brustraum. Atme hier zwei Atemzüge, dann lasse den Fuß los und lege beide Gliedmaßen ganz langsam wieder auf der Matte ab. Wenn du hier nicht ins Wackeln gekommen oder umgefallen bist: Bravo! Es ist am Anfang nicht so leicht, das Gleichgewicht zu halten, aber gib nicht auf, das kommt mit der Zeit. Natürlich folgt auch hier die andere Seite.

Kind

6 Danach kannst du gern wieder ein Vinyasa ausführen und/oder in der Kindstellung ausruhen. Nimm die Kindstellung aber diesmal mit weiten geöffneten Knien ein, die großen Zehen berühren sich. So kannst du den Oberkörper zwischen den Knien ablegen, vielleicht brauchst du ein Kissen oder den Block unter der Stirn, oder du legst den Kopf auf dem Block ab, die Arme liegen vorn. Bleibe hier drei bis fünf Atemzüge.

Kniestand

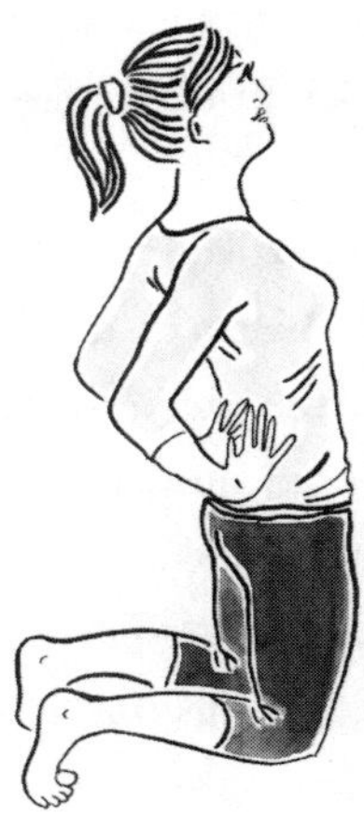

7 Von hier geht es in den Kniestand: Sind deine Knie empfindlich, schlage auch hier gern wieder die Matte einmal oder zweimal ein. Stelle die Zehen auf und lege nun die Hände mit den Fingern nach oben am unteren Rücken ab. Sollte dies nicht möglich sein, dann drehe die Finger nach unten. Wichtig ist hier, dass du die Länge im unteren Rücken mithilfe deiner Hände erspüren und in der folgenden Vorübung für das Kamel (Ustrasana) halten kannst.

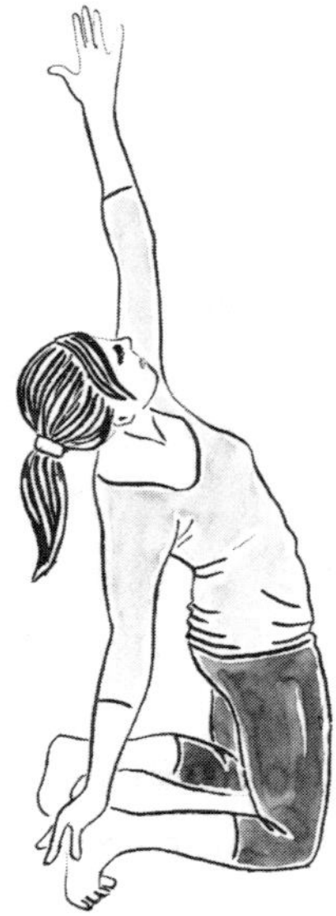

Vorübung Kamel

8 Nun atme tief und lehne dich mit weit geöffnetem Brustkorb und sehr langem Rücken (denk an die Rückbeuge im Vierfüßler) nach hinten. Wenn du dich traust, lege kurz den Kopf in den Nacken. Mit der Ausatmung kommst du wieder zurück in den Kniestand, lass die Hände wieder sinken. Atme tief ein, strecke die Wirbelsäule von innen und setze ausatmend die rechte Hand auf die rechte Ferse. Strecke den linken Arm zur Decke, atme ein, weite den Brustkorb, stell dir vor, du hättest einen unsichtbaren Faden am Brustbein und würdest von diesem nach oben gezogen. Um zurückzukommen, atme wieder ein und lasse ausatmend den Arm sinken. Jetzt die andere Seite: Einatmend strecken, ausatmend die linke Hand zur linken Ferse, einatmend den rechten Arm zur Decke, den Brustkorb weiten. Ausatmend wieder zurück in den Kniestand.

Kamel

9 Und jetzt kommt das Kamel, aber führe es nur aus, wenn du dich wirklich wohl dabei fühlst! Erst platzierst du wie vorher die rechte Hand auf der rechten Ferse, dann die linke auf der linken Ferse, jetzt öffne wieder den Brustkorb, bleibe bei der Länge des unteren Rückens und lehne dich nach hinten. Schiebe ganz sanft die Hüfte nach oben Richtung Decke und, wenn du willst, lege hier wieder den Kopf in den Nacken – oder

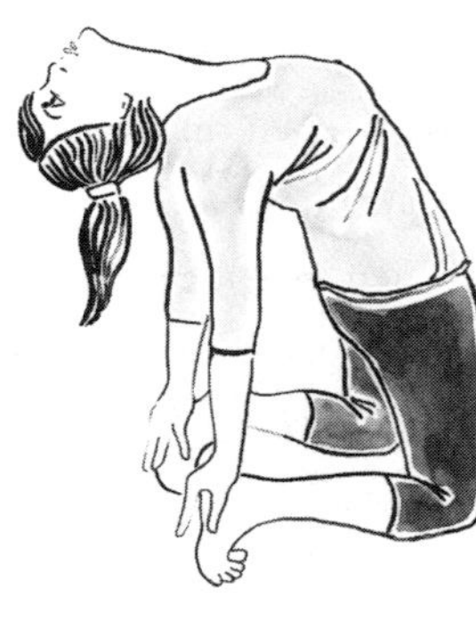

halte ihn gerade. Denke an den unsichtbaren Faden am Brustbein, der dich sanft nach oben zieht, weite den Brustkorb. Zwei Atemzüge hier, und dann komme wieder zurück zum Fersensitz.

Gedrehter Fersensitz

10 Widerstehe der Versuchung, in die Kindstellung zu gehen, weil eine Vorbeuge nach einer Rückbeuge die Rückenmuskulatur zu sehr belastet. Lasse hier lieber einen kleinen Twist folgen, indem du die linke Hand aufs rechte Knie legst und die rechte mit den Fingerspitzen hinter dir auf der Matte aufstellst. Drehe dich einatmend nach rechts, ausatmend wieder zurück und wechsle die Seite.

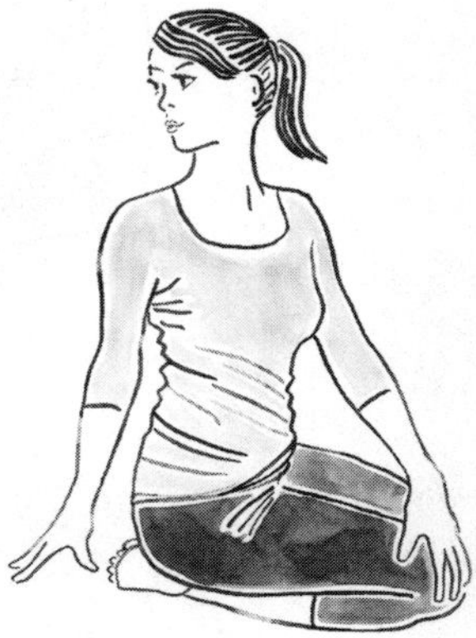

Vierfüßler/Hund/Savasana

11–13 Nun geht es wieder zurück in den Vierfüßler, in den Herabschauenden Hund und in ein schönes Vinyasa bis zum Boden (ablegen nach Knie-Brust-Kinn). Nach diesem Flow bietet sich ein ausgedehntes Savasana an. Wenn du möchtest, lege die linke Hand auf den Brustkorb, also auf das Herz, und die rechte Hand auf den unteren Bauch. Spüre, wie dein Atem das Herz erreicht, und entspanne dich vollständig mindestens zehn Minuten lang.

FLOW MIT HERZ

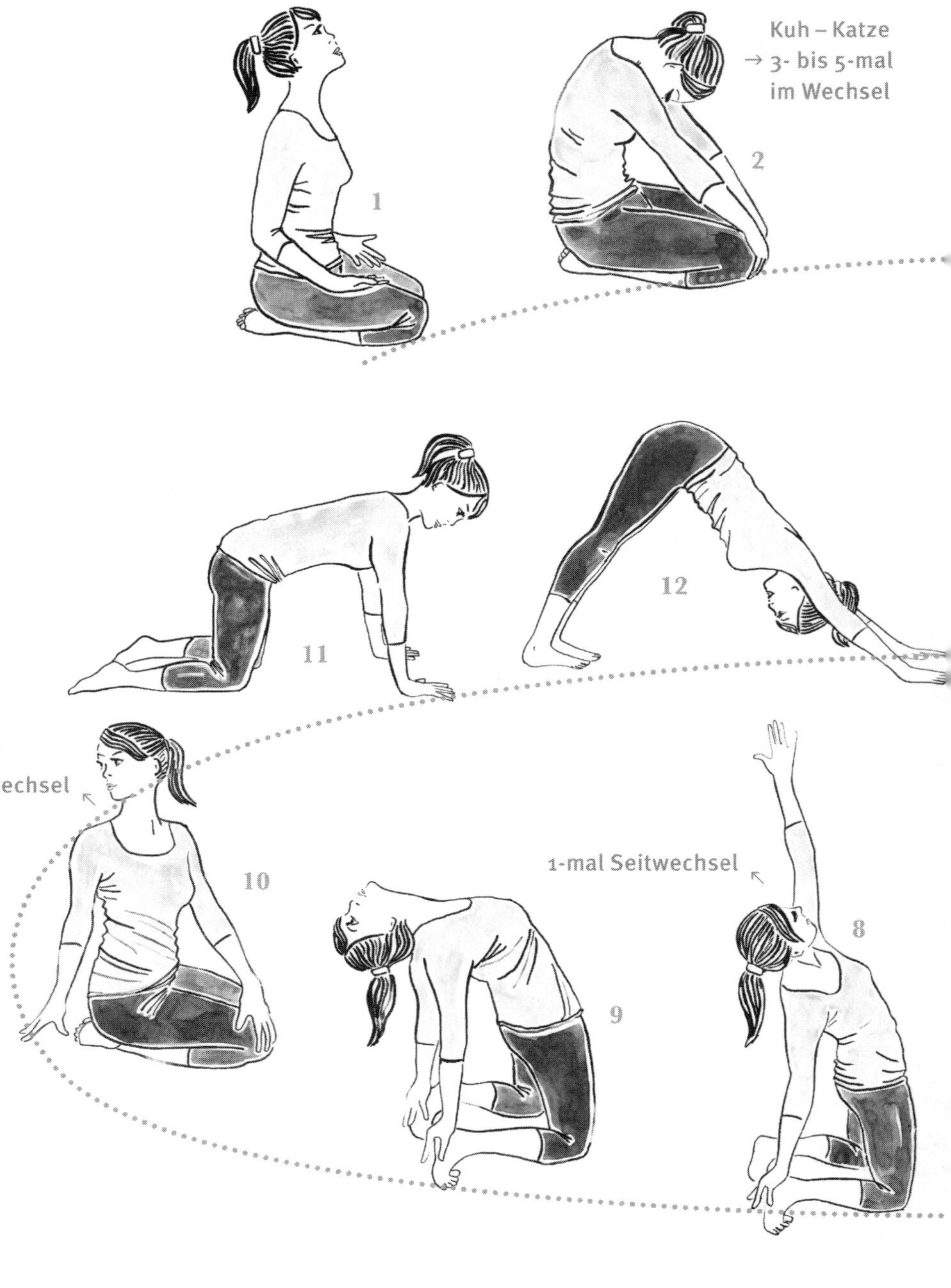

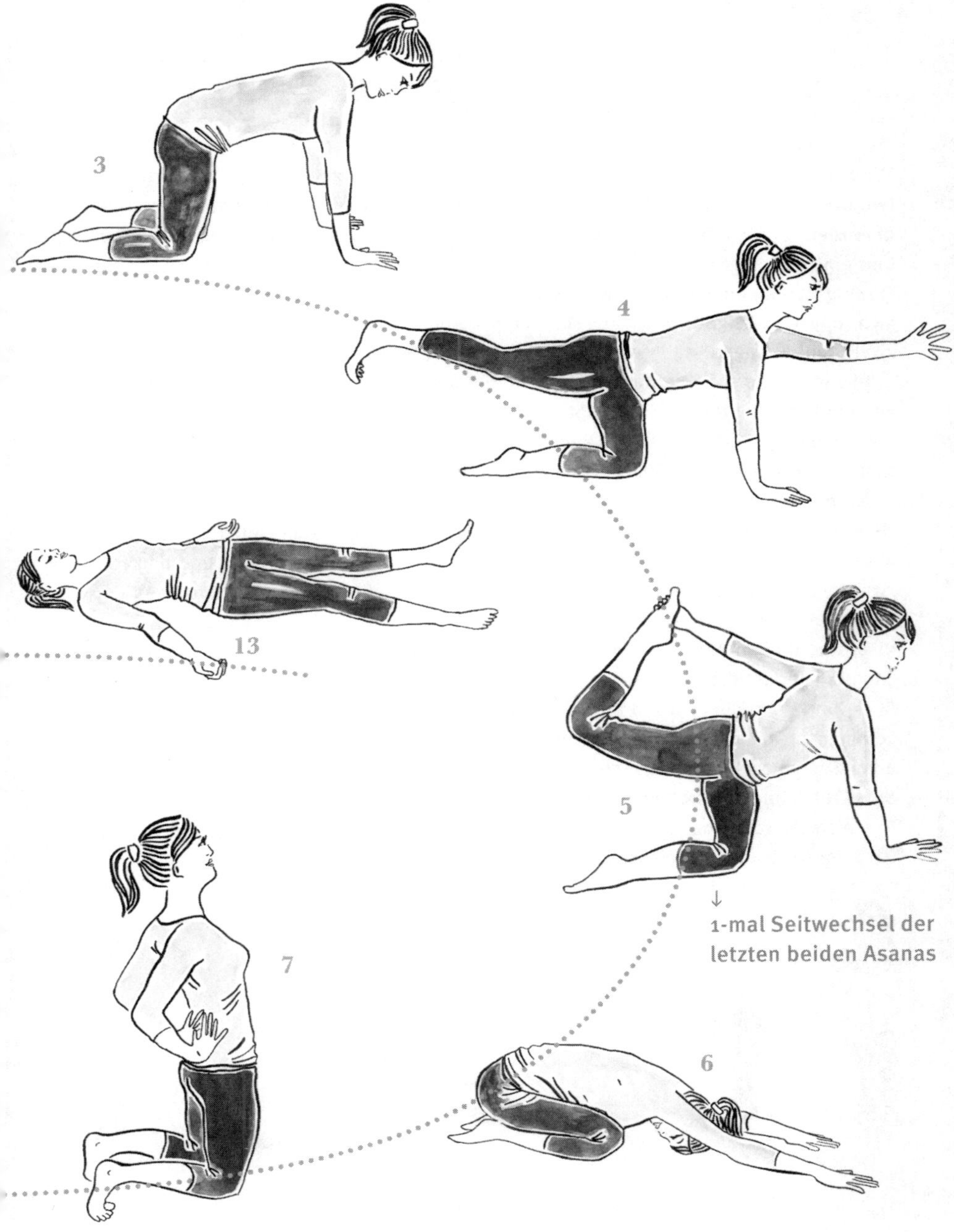
3
4
13
5
↓
1-mal Seitwechsel der
letzten beiden Asanas
7
6

KLEINER FLOW-BASTLER

Mit diesen Flows hast du nun viele Möglichkeiten, deine eigene Yogapraxis zu gestalten. Du kannst sie natürlich wie beschrieben üben oder auch eigene Sequenzen erfinden. Hier nur ein paar Grundsätze zur Kunst des Flow-Bastelns: Immer mit Kuh/Katze und ein paar Sonnengrüßen beginnen, um die Muskeln aufzuwärmen. Wenn du die Flows untereinander mischst, bedenke, dass du am besten einen Aufbau wählst, der sich langsam steigert, und baue ähnliche Haltungen hintereinander, also eine oder zwei Stehhaltungen, dann ein bis zwei Twists und/oder eine oder zwei Rückbeugen. Stärkend ist zum Beispiel, in den Sonnengruß oder die Vinyasas einzelne Stehhaltungen einfließen zu lassen. Das heißt, du kommst vom Hund in den Krieger I, dann Krieger II, vielleicht noch den Friedlichen Krieger. Es empfiehlt sich, zuerst Krieger I auszuführen und dann erst Krieger II, da du dich so von einer geschlossenen Hüfte zur offenen bewegst – das ist viel schonender für die Knie. Ein Vinyasa bringt dich bis zum Herabschauenden Hund zurück, oder du wechselst gleich von Adho Mukha Svanasana auf die andere Seite (also mit dem linken Bein einen Schritt nach vorn und den Fuß zwischen die Hände setzen). Dann kannst du andere Stehhaltungen, auch aus der Twist-Serie, dazunehmen, sie mit Vinyasas untereinander verbinden oder eben ohne Vinyasas aneinanderreihen (mit Vinyasas wird es etwas fordernder). Drehhaltungen „neutralisieren" die Wirbelsäule, das heißt, sie sind immer ein toller Link zwischen Rück- und Vorbeugen. Wenn du dann wieder in einem Herabschauenden Hund angekommen bist, kannst du in den Vierfüßler gehen und das Kamel einbauen, danach einen Drehsitz und ganz am Schluss dann die Schulterbrücke und als Entspannung für die Wirbelsäule das Krokodil einnehmen.

Und niemals Savasana vergessen! Sonst bringst du dich um all die schönen Vorteile, die ich dir schon lang und breit auseinandergesetzt habe ...

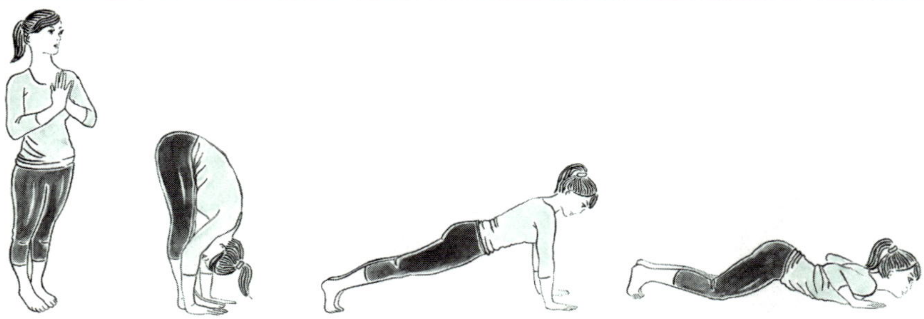

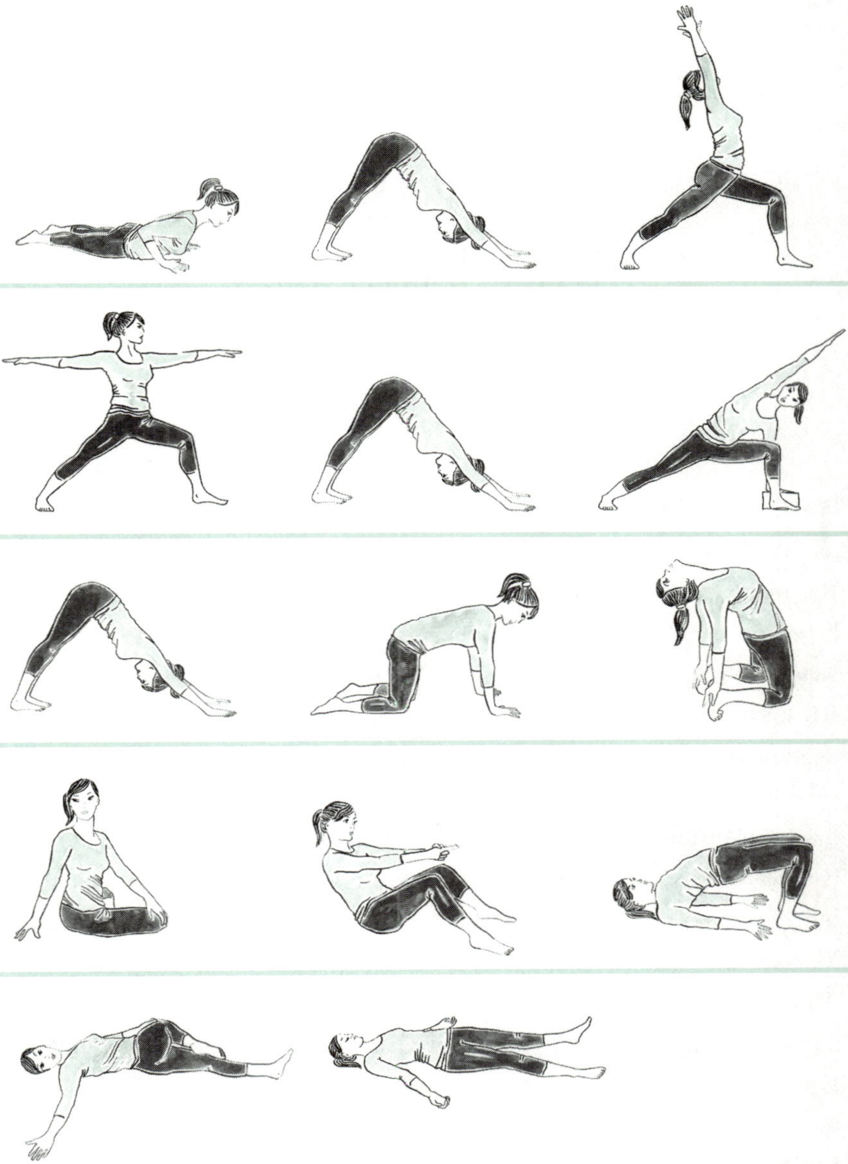

WAS HÄLT DICH AB?

Ist ja alles gut und schön, magst du jetzt vielleicht denken, aber was, wenn das kleine, viel zitierte Tierchen mir immer wieder einen Strich durch die Rechnung macht? Der als so unschön bezeichnete innere Schweinehund, der lieber auf der Couch liegt und Filme guckt oder die Spülmaschine ausräumt, wenn doch Yoga gerade so gut in den Tag reinpassen würde?
Ich finde diese Bezeichnung ehrlich gesagt doof, weil wir uns selbst damit degradieren und schlechtmachen. Darüber hinaus geben wir ein kleines bisschen die Verantwortung an irgendein gruseliges Wesen ab, das Macht über uns hat. Warum das alles? Ich kann mich auch des Gefühls nicht erwehren, dass die tausend Ausreden, die wir so gern erfinden, um die Dinge nicht zu tun, die gut für uns wären, einen ganz anderen Grund als nur Faulheit haben. Mal ehrlich: Wann hat man denn wenig Energie zum Selbst-Pampern – doch dann, wenn es einem sowieso nicht besonders gut geht, oder? Wenn das Leben zu viel verlangt, zu anstrengend ist, die Erfolgserlebnisse ausbleiben und die Frustrationen immens erscheinen. Wenn wir ganz ehrlich sind, ist es meistens nicht Faulheit oder schlechte Selbstdisziplin, sondern eine kleine, aber mächtige Stimme in uns, die uns je nach Stadium entweder für todmüde erklärt

oder ganz resigniert behauptet, das habe ja eh alles keinen Sinn, oder, genauso schlimm, wir verdienten es gar nicht, es uns gut gehen zu lassen … und tausend andere Stimmen, die in diesem inneren Chor mitsingen. Deswegen finde ich es eine sehr gute Methode, erst einmal nach innen zu lauschen, (per Meditation ...?), um herauszufinden, welche Glaubenssätze es denn sind, die mich persönlich abhalten.
Ich spreche aus Erfahrung: Natürlich kenne auch ich diese Momente, dass ich genau weiß, Yoga oder Meditation täte mir jetzt soooo gut – und dann mache ich irgendeinen anderen Kram (sogar die Steuer!), bevor ich mit Asanas loslege. „Bla, bla" macht es in meinem Kopf, du musst doch erst dies und dann jenes und überhaupt ... Meistens schaffe ich es dann doch, wenn auch nicht so lang, wie ich es ursprünglich vorhatte. Aber diese Momente sind inzwischen eher selten – dank Selbsterforschung –, und ich wende abwechselnd oder auf einmal drei ganz simple Motivationstricks an, die mir mal eingefallen sind oder die ich aufgeschnappt habe (so genau weiß ich das nicht mehr), als ich einmal so eine Faultier-Frust-Phrase hatte.

HAB DICH LIEB

Ich weiß, das klingt wie einer dieser inflationär den Markt überschwemmenden Ratgeber zur Selbstliebe. Aber wie so oft bergen Klischees eine tiefe Wahrheit: Wenn du dich selbst lieben kannst, in den Arm nimmst und dir vertraust, kannst du vieles schaffen und insbesondere den nervigen Kläffer an die Leine nehmen! Eine Übung aus der Arbeit mit dem inneren Kind fiel mir ein, eines Abends, als ich im Bett lag und mir das Vertrauen in die Welt, mich und meine Fähigkeiten total abhandengekommen war: Ich sah mich plötzlich als etwa Vierjährige in meinem damals heiß geliebten weiß-blau gestreiften Strickkleidchen und sah soooo traurig aus. Da hab ich mir vorgestellt, ich setze die kleine Maus auf meinen Schoß und drück sie ganz fest, damit sie weiß,

dass diese Erwachsene für sie da ist. Ich hielt sie so lang fest, bis ich das Gefühl hatte: Jetzt ist das Vertrauen wieder da. Es funktionierte! Mir ging es sofort besser.
Seitdem habe ich es mir zur Gewohnheit gemacht, beim Einschlafen und beim Aufwachen mir selbst zu sagen, dass ich mich lieb habe, auch wenn mal etwas im Leben total schiefgeht. Ich lege mir eine Hand auf den Bauch, eine aufs Herz und spüre die Wärme und sage mir: Ich hab dich lieb. Wie ein Kind, dem die (gesunden) Eltern ja auch nicht die Liebe entziehen, wenn es mal Murks macht. Denn aus der Haltung der Selbstliebe heraus ist es viel leichter, sich selbst gutzutun! Denen, die wir lieben, können wir mit Leichtigkeit zur Seite stehen, oder? Warum denn nicht auch uns selbst?
Der sogenannte innere Schweinehund ist nämlich weniger ein Feind, sondern mehr ein Seismograf, der dir zeigt, wie groß gerade deine Bereitschaft ist, lieb zu dir selbst zu sein. Was auch immer dich davon abhält, welche Glaubenssätze oder Ängste – es gibt Wege, dies für dich zu nutzen. Siehe oben: Betrachte sie zum Beispiel in der Meditation. Schau dir ehrlich und realistisch an, was es sein könnte, was dich abhält, gut zu dir selbst zu sein. Vielleicht kommen Bilder, Sätze, Gefühle, alles ist erlaubt. Und dann kannst du dich im täglichen Leben beobachten: Was geschieht, wenn du dir etwas gönnst? Hast du ein schlechtes Gewissen? Oder wirkt es befreiend?

GIB DIR SELBST EIN VERSPRECHEN

Nachdem ich also beschlossen hatte, mich allumfassend lieb zu haben, brauchte ich noch eine ganz konkrete Handlung, sozusagen ein Ritual, das mich bei der Stange hält. Ich habe vor nicht allzu langer Zeit, genauer gesagt bevor ich anfing, dieses Buch zu schreiben, selbst einen totalen Hänger gehabt und bestimmt fünf Monate nicht mehr mein Meditationskissen aufgesucht. Zusammen mit dem Auftrag, dieses Buch zu schreiben, kam aber dann die Erkenntnis: So geht das nicht, mir geht's nicht gut, ich brauche mein „Sitzen“ am Morgen! Außerdem kann ich nicht authentisch über meine Erfahrungen berichten oder gar Tipps geben, wenn ich selbst nicht tue, was ich empfehle – das wäre geheuchelt. Und so hab ich mich eines Abends, nachdem ich mich ausgiebig selbst umarmt hatte, im Bett aufgesetzt und mir selbst ein Versprechen gegeben: Morgen geht's wieder los mit der Meditation! Ich habe mir das tatsächlich selbst in die Hand versprochen, indem ich mir mit der rechten die linke Hand geschüttelt hab – dieses Ritual war nötig. Und es hat gut funktioniert! Am nächsten Morgen saß ich wieder auf dem Kissen und habe die Routine seitdem nicht mehr unterbrochen. Ein simpler Trick, der aber bahnbrechend für mich war. Versprechen bricht man nicht, jedenfalls nicht, wenn man sie halten kann, das war für mich ganz klar und unumstößlich.

GEDANKE IST TAT

Die dritte Motivationshilfe schließlich entspringt sicherlich aus meinem sehr aktiven und, okay, ungeduldigen und manchmal simpel gestrickten Charakter: Ich habe nach dem oben genannten Versprechen und dem Kultivieren der Selbstliebe beschlossen, dass es keine Ausreden mehr gibt. Punkt. Sobald der Gedanke an Yoga oder Meditation kommt, wird gehandelt, nicht überlegt. Der Gedanke ist bereits die Tat. Das funktioniert bei mir wie mein durch Yoga und Achtsamkeitstraining erwachter Ordnungs- und Sauberkeitssinn: War ich früher, wie bereits erwähnt, das Chaos auf zwei Beinen, bin ich heute extrem ordentlich und penibel. Überspitzt gesagt: Sehe ich irgendwo ein Stäubchen, muss es entfernt werden, denn es wird ja nicht weniger ... Verspüre ich also den Drang, mich zur Meditation hinzusetzen, außerhalb meiner Morgenroutine wohlgemerkt und natürlich zum passenden Zeitpunkt (in der U-Bahn, beim Abspülen ...), so wird es einfach gemacht. Nicht lange fackeln, machen. Diese Haltung setzt sich in meinem Leben ganz gut fort, selbstverständlich kombiniert mit der nötigen Achtsamkeit und Selbstbeobachtung, bewahrt sie mich sowohl vor allzu viel Zögerei als auch vor übereilten Entscheidungen.

NICHTS TUN – RESTORATIVES YOGA

Wenn jedoch wirklich und wahrhaftig alles zu viel ist und du keine Asanas brauchen kannst, Meditation zu anstrengend erscheint und einfach keine Motivation in den hintersten Ecken deines Gehirns aufzutreiben ist, dann gibt es Restoratives Yoga (und noch eine Ausrede weniger!).

Abgesehen von der Erschöpfung, die uns alle ab und zu überkommt: Im Laufe der Yoga- (und Lebens-)Jahre wurde und wird mir immer klarer, dass das dauernde Powern mir nicht guttut, weder im Alltag noch im Yoga. Da entdeckte ich die Segnungen des Restorativen Yoga. Für eine ehemalige Ashtanga-Yogini schon ein ganz schöner Sprung: In einer halbwegs bequemen Asana nur daliegen und atmen, hm, wozu soll das denn gut sein? Und ist das Yoga? Klar! Yoga ist alles, Spannung wie Anspannung, powern und beruhigen,

Sonne und Mond ... Für meine hyperaktive Frohnatur ist diese Art von Yoga genau das Richtige und ein perfekter Ausgleich zum herausfordernden Leben und dynamischen Yoga.
Im Bereich der sogenannten Restorative Poses (der regenerativen Haltungen) haben wir einen tollen Fundus an Entspannungs-Asanas, die total passiv sind. Wir brauchen dafür nur ein paar Hilfsmittel, um den Körper in eine komplett passive Haltung zu betten, wie Decken, große und kleine Kissen, Nackenrollen oder gepolsterte Rollen, sogenannte Bolster.

BEINE IM WINKEL: SUPTA BADDHA KONASANA

Für die erste Haltung mit dem tollen Sanskritnamen Supta Baddha Konasana (auf Deutsch nicht so hübsch: liegender gebundener Winkel) brauchen wir zwei Decken und/oder ein Bolster oder auch eine zweite zusammengerollte Yogamatte und eventuell ein kleines Kissen.

1 Du legst das Bolster oder die beiden zusammengefalteten Decken in die Mitte der Matte. Setze dich ganz nah an die Kante der Decke oder des Bolsters, sodass das Steißbein den Stoff berührt. Dann beuge die Knie und lege die Fußsohlen aneinander – das haben wir in meiner Kindheit Schmetterling genannt. Dann lasse dich langsam mit dem Rücken und dem Hinterkopf auf deinem Decken-Bolster-Berg nieder. Vielleicht brauchst du unter dem Hinterkopf noch ein kleines Kissen, eine gefaltete Decke oder ein Handtuch, damit der Kopf etwas höher liegt. Ich finde das angenehmer, weil der Nacken dann nicht nach hinten abknickt. Die Arme legst du entweder mit den Handflächen nach oben neben dem Körper oder auf den Innenseiten der Oberschenkel ab oder, wenn du das Gefühl hast, du möchtest ganz bei dir sein und Energie sammeln: die linke Hand auf den Brustkorb und die rechte auf den unteren Bauch. Total

entspannend kann es auch sein, wenn du die Arme angewinkelt über dem Kopf ablegst (nicht ausstrecken). Schweben deine Knie sehr weit über der Matte (mehr als 20 Zentimeter), lege dir zwei Blöcke oder eine zusammengerollte Decke unter die Oberschenkel, damit sie abgestützt werden. Sonst wirkt diese erholsame Pose alles andere als entspannend.

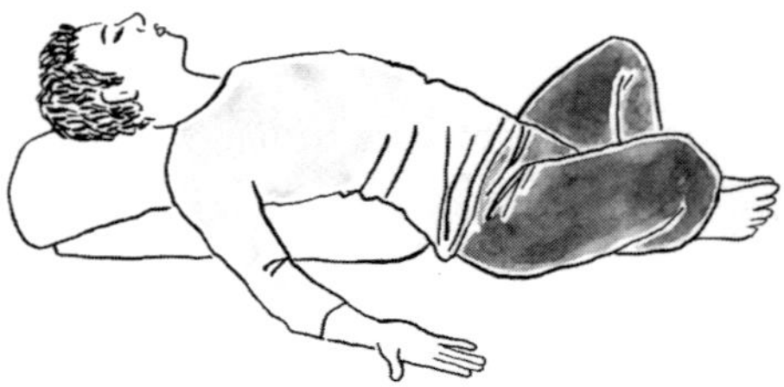

Nun lasse dich hier ganz in dir selbst nieder – das meine ich bildlich: Ich stelle mir manchmal richtiggehend vor, dass sich eine durchsichtige Hülle meiner selbst in meinem Körper niederlässt, wie in einer Filmsequenz. Das Durchsichtige und das materielle Selbst verschmelzen miteinander, und es fühlt sich, zumindest in meiner Vorstellung, an, als würde ich es mir auf einem sehr bequemen Sessel extrem gemütlich machen.
Verbinde dich nun mit deinem Atem, atme tief durch die Nase ein und durch den Mund wieder aus. Wiederhole dies dreimal und spüre bei jeder Ausatmung, wie du mehr und mehr loslassen kannst. Loslassen auf geistiger und emotionaler Ebene – die Gedanken und Gefühle beruhigen sich – sowie auf körperlicher Ebene – lasse die Muskulatur besonders auf der Innenseite der Oberschenkel mit jeder Ausatmung los. Ebenso versuche dir vorzustellen, dass deine Leisten und das Becken sich mit jeder Ausatmung in Richtung Boden senken, so werden sich auch deine Knie weiter öffnen, da die Hüftbeuger, die dafür sorgen, dass die Beine sich öffnen, hier ihren Ursprung haben – und nicht in den Knien.
Du kannst in dieser Pose auch sehr gut Pranayama üben, indem du dich auf die Vollatmung konzentrierst: Atme durch die Nase ein, ziehe die Luft in Richtung Bauch und dann über die Flanken in den Brustkorb. Ausatmend löst

du erst den Brustkorb und dann den Bauch (einatmen von unten nach oben, ausatmen von oben nach unten). Atme gut und vollständig aus, damit dir nicht schwindlig wird.

Dann kehre wieder zurück zu einer entspannten Atmung, nimm den Beobachterposten ein.

Verweile hier so lange, wie es dir guttut, das heißt so lange, wie die Innenseiten deiner Oberschenkel oder die Hüftgelenke nicht rebellieren. Wenn du sehr offene Hüften hast, kannst du also gern länger in dieser entspannten Haltung bleiben, es sollten auf jeden Fall aber mindestens fünf Minuten sein (du kannst hier natürlich wieder die Gong-App oder die Timer-Funktion am Handy benutzen).

Wenn du wieder herauskommen möchtest aus der Haltung, sei behutsam: Lege die Hände außen an die Oberschenkel und schiebe sie sanft zusammen, bis die Knie sich berühren. Stelle die Füße mattenbreit auf und lehne die Knie ineinander. Verweile kurz hier, atme bewusst und tief ein und aus, seufze, gähne, tue alles, wonach dir gerade ist. Dann rolle langsam vom Decken-Bolster-Stapel herunter, schiebe alles zur Seite und lege dich noch einmal für ein paar Minuten in Savasana auf die Matte. Genieße das Gefühl von Öffnung im Brustkorb und in der Hüfte und lasse vollständig los.

BEINE HOCH: VIPARITA KARANI

Eine hab ich noch, eine Haltung mit dem schönen Namen Viparita Karani – oder auch ganz profan: Beine-an-der-Wand-Pose (viparita = nach innen gekehrt, umgekehrt; karani = Handlung, Form). Gut gegen oder für fast alles: Krampfadern, nervöse Unruhe, Schlafstörungen, Verdauungsbeschwerden, Kardiotraining, Rückfluss des Blutes – und nicht schwierig auszuführen. Viparita Karani ist überaus hilfreich, wenn du viel stehen musstest, dein unterer Rücken wehtut,

du einen Langstreckenflug hinter dir oder aus anderen Gründen „dicke" Beine hast, weil der venöse Rückfluss in den Beinen gebremst ist. Zudem hat Viparita Karani eine unglaublich entspannende Wirkung und hilft dir, „runterzukommen" – vorausgesetzt, du lässt dich darauf ein (aber mit dem Aufschlagen dieses Buches hast du ja schon einen großen Schritt getan ...).
Diese entspannende Pose erfordert lediglich eine Wand und ein Bolster oder mehrere Decken. Die Unterlage sollte nicht zu weich sein, also nimm keine Kissen. Drei bis fünf gefaltete Decken sind optimal, oder eben das Bolster, auf das du aber auch noch eine Decke legen kannst.

2 Zunächst lege das Bolster und/oder die Decken eine Handbreit entfernt von der Wand auf die Matte. In den Zwischenraum zwischen Deckenberg und Mauer platzierst du dein Gesäß an die Wand, die Beine lehnst du senkrecht an die Wand, mit dem Oberkörper legst du dich auf den Stapel. Es kann ein bisschen schwierig sein, das Gesäß genau in die Lücke und an die Wand zu wurschteln, aber robbe und rutsche an die Wand heran, es muss nicht elegant aussehen ...

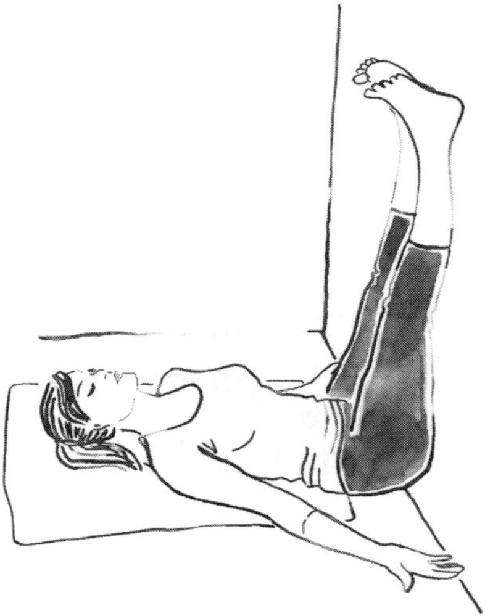

Dein Bauch sollte waagerecht liegen, das heißt, Hüftknochen und Rippen sollten sich ungefähr auf gleicher Höhe befinden. Wenn dein Nacken jetzt nach hinten knickt, lege dir wieder eine gefaltete Decke oder ein Handtuch unter Schultergürtel und Hinterkopf. Dein Oberkörper sollte sich so anfühlen, als würde sich ein leichtes Gefälle in Richtung Wand ergeben. Die Arme legst du

entweder mit den Handflächen nach oben neben dem Körper ab (etwas weiter weg, damit die Schultern entspannt sind), auf den Bauch oder, wie bei Supta Baddha Konasana, angewinkelt über dem Kopf auf den Boden.
Bleibe bis zu zehn Minuten in Viparita Karani, danach beuge die Beine, rolle dich auf die Seite und schubse den Deckenstapel von der Matte. Dann nimm für mindestens fünf Minuten Savasana ein und spüre sacht atmend in deinen Körper hinein.

GEHT DOCH!

Abgesehen von all dem, was du in deiner freien Zeit zu Hause in den eigenen vier Wänden tun kannst, bietet die Welt draußen auch ein paar nette Sachen! Insbesondere die Natur ist – zumindest für mich – das beste Mittel, wieder zu mir zu finden, wenn ich gestresst und überfordert bin oder einfach etwas anderes sehen will. Sei es nun bei einem einfachen Spaziergang oder auf einer Bergtour, in der Natur können wir durchatmen, schauen und einfach da sein, uns an der Schönheit der Pflanzen und des Himmels erfreuen, selbst den Regen genießen (adäquate Kleidung vorausgesetzt).
Und wir können meditieren – in Bewegung! Wie bereits erwähnt, gibt es die passive Meditation, die ich dir schon vorgestellt habe, und die aktive Meditation. Eine sehr einfache und wirksame Form der aktiven Meditation ist die sogenannte Gehmeditation. Genau, du musst dafür nur gehen, am besten übt sich das natürlich beim Spazierengehen. Später kannst du bei jeder

Gelegenheit im Alltag, bei der du gehen musst, teilweise oder ganz eine Meditation daraus machen.
Beginne im Stehen (das kann mitten im Spaziergang oder am Anfang sein, wie du willst): Lenke die Aufmerksamkeit zunächst in die Füße. Betrachte, wieder als Beobachter, wie deine Füße in den Schuhen Kontakt mit dem Boden haben. Im Sommer bietet es sich natürlich an, die Schuhe oder Sandalen abzulegen und die Meditation barfuß zu machen, einen halbwegs sohlenschmeichelnden Untergrund vorausgesetzt. Spüre, ob du mehr auf den Zehen, den Ballen oder den Fersen stehst, ob sich das Gewicht mehr auf die Außenkanten der Füße verteilt oder vielleicht nach innen gesenkt ist. Bewerte nichts, sieh nur hin, es gibt kein Richtig oder Falsch, nur das Wahrnehmen. Fühle, wie sich die Zehen auf dem Untergrund anfühlen. Wie viel Kontakt haben die einzelnen Zehen mit dem Boden? Ist mehr Gewicht auf dem linken oder auf dem rechten Bein? Verbinde dich mit deinem Atem und nimm auch hier wieder den Beobachterposten ein. Spüre den Rest deines Körpers. Wie stehst du? Ist die Wirbelsäule gerade, oder lehnst du zu einer Seite, nach vorn, nach hinten? Wie geht es deinem Nacken und deinen Schultern, deinem Bauch, deinen Armen und Händen? Nimm auch wahr, ob sich deine Haltung durch das Beobachten verändert. Wenn du nun Kontakt mit deinem ganzen Körper aufgenommen hast, setze sehr bewusst den rechten Fuß nach vorn, als würdest du losgehen. Spüre, wie sich das Gewicht des Körpers nach links verlagert. Platziere zunächst die Zehen, dann den Ballen, dann die Außenkante und schließlich die Ferse des rechten Fußes auf dem Boden. Nimm ganz bewusst wahr, wie sich das Gewicht des Körpers durch das Aufsetzen des Fußes wieder verlagert. Lasse den linken Fuß folgen und beobachte die oben beschriebenen Vorgänge erneut. Sei wie ein Anfänger, der noch nie im Leben einen Schritt getan hat, staune über das Wunder der Fortbewegung mit den Füßen!

Schließlich gehe sehr bewusst und langsam weiter, versuche zu zählen, während du gehst, um deinen Geist zu beschäftigen und einen meditativen Rhythmus zu erreichen: einatmend zum Beispiel drei Schritte, ausatmend vier Schritte. Dieser Rhythmus wird sich nach ein paar Minuten verselbstständigen, sodass du nicht mehr zählen musst.
Oder, wenn du schon sehr geübt mit Pranayama bist, verlängere die Ausatmung auf das Doppelte der Einatmung: einatmend vier Schritte, ausatmend acht Schritte (oder drei und sechs oder fünf und zehn ...).

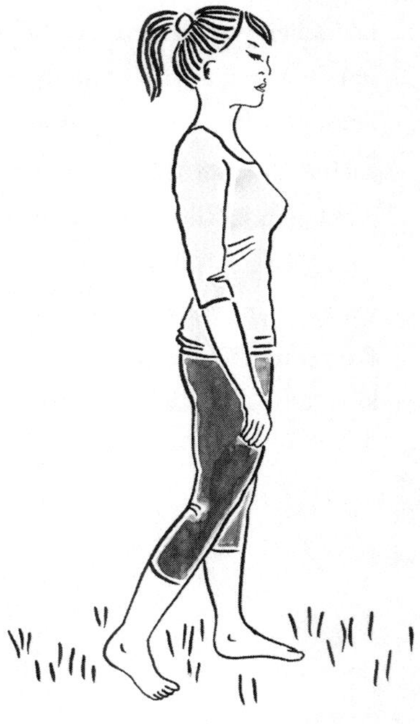

Du kannst die Gehmeditiation so lange üben, wie du willst und es dir Spaß macht. Versuche, deine Wahrnehmung während des Gehens immer mehr zu erweitern, also nicht nur die Füße zu spüren, sondern auch den Rest des Körpers, und schließlich die Umgebung achtsam in den Fokus zu nehmen. Ich singe oder rezitiere während des Gehens auch gern ein Mantra, zum Beispiel beim Einatmen „Sat", beim Ausatmen „Nam". Sat ist die Wahrheit, und Nam ist der Name, die Identität (also: Ich bin Wahrheit). Oder du denkst beim Einatmen „Ruhe", beim Ausatmen „Frieden". Oder du denkst dir etwas ganz Eigenes aus.
Interessant ist auch das Gehen ohne Sehen: Wenn du eine große Wiese zur Verfügung hast – möglichst ohne Bäume, Steine, Felsen, Hunde und herumliegende Menschen –, schließe doch mal die Augen beim Gehen. Ich habe anfangs nach fünf Schritten schon wieder die Augen öffnen müssen, inzwischen geht es bis zu hundert Schritte. Mit geschlossenen Augen nimmst du das Gehen noch

einmal intensiver wahr, und, was ich besonders schön finde, auf einmal werden die Ohren und die Haut für die Orientierung extrem wichtig. Mit den Ohren kannst du mit etwas Übung erlauschen, ob du die Richtung änderst, weil das Rauschen von Verkehr oder Zügen dir die Richtung weist, Stimmen von anderen Spaziergängern, Hundegebell, Vogelgezwitscher ... Und mit der Haut, besonders im Sommer mit leichter Bekleidung, kannst du den Wind oder eine leichte Brise als Kompass benutzen oder auch die Sonnenstrahlen (wenn es nicht gerade Mittag ist und die Sonne im Zenit steht, versteht sich).
Lustig ist auch das Rückwärtsgehen mit geschlossenen Augen oder das Seitwärtsgehen, Hüpfen, sogar Joggen (mach ich gern, aber Vorsicht mit Gräben, Bäumen, anderen Joggern ...) – kurzum: Lass dir ruhig etwas einfallen, spiele herum mit der Gehmeditation.

BENUTZE DEIN HIRN!

Alle Übungen, die ich dir nun in diesem Kapitel vorgestellt habe, sind natürlich absolut auch für den Alltag geeignet beziehungsweise dafür, sie langsam in den Alltag einfließen zu lassen. Auf dem Weg zu S-Bahn oder in die Tiefgarage kannst du eine Gehmeditation einbauen, der Sonnengruß macht sich hervorragend am Morgen, und Restoratives Yoga versüßt dir den Abend. Meditation kann zu einem festen Bestandteil deines Lebens werden, und Flows zu basteln ist immer lohnenswert (es gibt auch massenhaft Inspiration auf YouTube dazu). Wie gesagt, entdecke deine Spielernatur, nimm es nicht zu ernst, mache kein Trainingsprogramm daraus, sondern eine Entdeckungsreise, und du wirst sehr viel Spaß mit dir selbst haben. Lade dir nicht noch mehr Leistungsdruck auf die verspannten Schultern, kein „Ich müsste noch, ich sollte aber ...“. Stattdessen erinnere dich an die schönen Effekte der Achtsamkeitsübungen, der Meditation und der Asanas. Spüre sie im Körper, stelle dir vor, wie du dich in einer Rückbeuge öffnest, fühle die Ruhe nach der Meditation, erinnere dich! Das ist ein alter Sportlertrick und eine großartige Eigenschaft unseres Gehirns: Alles, was du dir intensiv vorstellst, ist für das Gehirn Realität, es werden dieselben chemischen Reaktionen durch bildliche und konkrete Vorstellung beispielsweise des Sonnengrußes ausgelöst, als würdest du tatsächlich Surya Namaskar praktizieren. Allerdings musst du beziehungsweise müssen dein Körper und dein Nervensystem die Erfahrung natürlich kennen, sich etwas nur vorzustellen und nicht zu machen gilt nicht! So kannst du dich immer wieder motivieren und innerlich davon überzeugen, dass es gut ist, Yoga und Achtsamkeit zu üben. In der Psychologie wird dies Selbstwirksamkeit genannt: die eindeutige Erfahrung, das du dein Leben selbst in die Hand nehmen und ihm eine positive Grundfärbung geben kannst, egal was dir widerfährt. Also: Benutze dein Hirn!

4

YOGA UND ACHTSAMKEIT (VER)TEILEN

JETZT MAL IN ECHT

Yoga und Achtsamkeit für dich geübt sind eine schöne Sache – aber letztendlich geht es darum, nicht nur Selbstwirksamkeit zu erfahren, sondern alles das, was du als perfektes Wesen mit einem tollen Gehirn und einem wunderbaren Herzen mit dir herumträgst, auch weiterzugeben und zu teilen. Abrücken vom Egoismus, vom Alles-für-sich-allein-haben-Wollen sind das Ziel dieser Übungen. Ich habe mal eine herrliche Glosse darüber gelesen, wie der Achtsamkeitstrend, der ja inzwischen auch in den Manageretagen angekommen ist, dort unter Umständen wieder nur dazu benutzt wird, andere zu manipulieren und ihnen den eigenen Willen aufzudrängen. Immer schön achtsam und behutsam, aber gründlich und nachhaltig. Achtsamkeit für Manager (aber auch nur für diese!).

So ist das nicht gemeint, nein, nein.

„Richtig" angewendet, also wirklich tief empfunden und ehrlich geübt, wird Achtsamkeit, das habe ich schon einmal kurz erwähnt, nicht nur dazu führen, dass du dich selbst bewusster und liebevoller wahrnimmst, sondern auch mehr Mitgefühl mit deinen Mitwesen empfinden wirst, seien es Menschen, Tiere oder Pflanzen. Deswegen Vorsicht! Achtsamkeit wird dein Leben verändern! Mit Absicht verrate ich das erst so spät, fies, wie ich bin ... Jetzt bist du schon mittendrin im Prozess und kannst nicht mehr zurück. Na ja, okay, du kannst immer zurück, wenn du das willst. Aber das wäre ja eigentlich kontraproduktiv, denn ich hoffe, dass du die schönen Effekte bereits gespürt hast und nicht mehr zurückwillst.

Jetzt mal ganz ehrlich und unter uns, es gibt auch unangenehme Effekte der Achtsamkeit: Achtsamkeit bedeutet Realität – in jeder Hinsicht, und ganz nüchtern betrachtet, geht es schließlich darum, die Dinge und Menschen so zu sehen, wie sie sind, ohne rosa Brille oder das Gegenteil, durch Wut und Hass oder Angst verzerrt, auch dich selbst. So wird erhöhte Achtsamkeit auch dazu führen, dass dir deine Abhängigkeiten und Süchte sehr deutlich werden. Denn es geht um Realität, um das, was ist. Sei also darauf gefasst: Wenn du dich dazu entschließt, mehr Achtsamkeit und Aufmerksamkeit in dein Leben zu lassen, wirst du vielleicht auch Unangenehmes über dich und andere erfahren. Doch auch hier gibt es wieder eine gute Nachricht: All das, was wir an uns selbst als falsch, doof, unangenehm und peinlich erkennen, können wir wieder loslassen, ent-werten, gleich-gültig machen über die beschriebenen Achtsamkeits- und Meditationstechniken. Schwerwiegenderes wie Depressionen, Psychosen oder posttraumatische Störungen erfordern natürlich darüber hinaus noch eine therapeutische Betreuung, dies sei an dieser Stelle noch mal ganz deutlich betont.

Haben wir uns dann aber dazu durchgerungen, uns als menschliche und durchaus nicht immer rundlaufende Wesen zu begreifen, fällt es uns auch leichter, unsere Mitmenschen so zu betrachten: als fühlende Wesen, die mit all ihren Schwierigkeiten und Problemen versuchen, durch dieses manchmal komplizierte Leben zu kommen, möglichst ohne blaue Flecken, den Kopf über Wasser haltend und den Hals von der Schlinge weg ...

Ganz in diesem Sinne hat Buddha die Metta-Meditation entwickelt. Metta bedeutet so viel wie Liebende Güte und ist eine sehr (selbst)wirksame Methode, liebevolles Wohlwollen allen Wesen gegenüber zu entwickeln (siehe Anhang S. 154: Jon Kabat-Zinn, *Gesund durch Meditation*).

GLÜCKLICHSEIN UND -MACHEN

In der Yogaphilosophie des Patañjali, jenes geheimnisvollen Weisen (oder einer Gruppe von Weisen oder eines Wesens halb Schlange, halb Mensch – man weiß es nicht genau ...), der vor rund 2000 Jahren die Grundlagen des Yoga schriftlich niederlegte, begegnen wir dem Achtfachen Pfad (Ashtanga). Dieser Pfad, aufgeteilt in die sogenannten Acht Glieder, ist die Anleitung zu einem wahrhaft yogischen, also achtsamen Leben. Die ersten beiden Glieder des Pfades sind eine Art Gebrauchsanweisung zum Umgang mit den anderen, die äußeren Verpflichtungen oder die Fünf Yamas, und zum Umgang mit dir selbst, die inneren Verpflichtungen oder Fünf Niyamas. Nun sind dies keine Gebote oder Gesetze wie in der Religion, sondern eher Empfehlungen, wie wir Menschen wohl am besten miteinander auskommen könnten.

Ich beginne, anders als Patañjali, mit den inneren Verpflichtungen, den Niyamas, da ich mich sinn- und themengemäß von innen nach außen bewegen möchte. Denn wenn wir uns mit uns selbst gut verstehen und in Frieden leben, geht das mit der Umwelt auch viel besser ... Andererseits, um auch eine Lanze für Patañjalis Systematik zu brechen, habe ich sehr oft in meinem Leben festgestellt, dass eine äußere Haltung auch die innere Haltung verändern kann – denk mal an die Kriegerposition im Yoga und welche Kraft und Zentriertheit du dort innerlich spüren kannst, wenn du kon-zentriert und bewusst dort verweilst. Der innere und der äußere Weg verbinden sich in einem achtsamen Leben ohnehin immer mehr mit der Zeit. Trotzdem beginnt der Weg für mich innen und bei mir, und deswegen nun erst die Fünf Niyamas, deren Beachtung laut Patañjali zu innerem Frieden und Ruhe führen soll:

DIE FÜNF NIYAMAS – DIE INNEREN VERPFLICHTUNGEN

SHAUCA – REINHEIT

Körper und Geist rein halten. Keinen übermäßigen Konsum von Genussgiften und „giftigen" Gedanken. Alle Geschehnisse und Emotionen im Leben als vorübergehend erkennen und sich nicht innerlich „beflecken" lassen. Reinigungsübungen machen (von Atemübungen bis hin zu diversen Reinigungspraktiken gibt es im Yoga viele Empfehlungen).

SANTOSHA – ANNEHMEN, WAS IST

In Zufriedenheit dich selbst und andere annehmen, wie du bist, wie sie sind. Nicht nach Äußerlichkeiten urteilen, die Geschenke des Lebens erkennen.

TAPAS – DURCHHALTEVERMÖGEN, DISZIPLIN

Setz dich ein, tu auch Dinge (Yogaübungen), die dir schwerfallen, mit vollem Herzen. Versuche immer dein Bestes, aber beabsichtige auch das Beste für dich und alle anderen. Genieße die Früchte der Disziplin.

SVADHYANA – KLARHEIT

Reflektiere über dich, beobachte dich und gestehe dir Fehler ein. Versuch, es besser zu machen, lese viel, umgib dich mit Menschen, die Klarheit ausstrahlen. Trainiere deine Selbstwirksamkeit.

ISHVARA PRANIDHANA – GLAUBE AN EINEN SINN, VERTRAUEN, GELASSENHEIT

Glaube und erfahre, dass es einen höheren Sinn im Leben gibt. Übe Gelassenheit, wenn das Leben nicht nach Plan und Wunsch läuft, und vertraue auf einen Sinn, auch wenn du ihn nicht erkennen kannst.

NIYAMAS IM ALLTAG

Diese Grundideen sind, finde ich, eine wunderbare Anleitung für das tägliche Leben, wie man sie in solcher Klarheit und Einfachheit kaum finden wird. Was mir besonders gut gefällt, ist die Abwesenheit des drohenden Zeigefingers, es werden keine schlimmen Strafen angedroht, wenn man die Niyamas nicht befolgt, kein Höllenschlund tut sich auf, kein Fegefeuer wird in Aussicht gestellt, kein Weg ins Paradies verwehrt. Das Leben ist halt dann nicht so doll, aber das liegt in deiner Verantwortung, niemand anders übernimmt den Job für dich. Und du kannst jederzeit anfangen damit. Wenn du bisher nicht ehrlich zu dir warst, dann fange jetzt an! Wenn du bislang keine Disziplin in dein Leben integrieren konntest, dann beginne jetzt! Finde jetzt zu Gelassenheit und Zufriedenheit! Das klingt ziemlich plakativ, ich weiß. Aber mal ehrlich: Wer oder was hält uns denn von einem guten Leben ab? Zumindest hierzulande, wir haben ein Dach über dem Kopf, Geld für ein solches Büchlein, lecker Essen in jedem Supermarkt ... Dicker Pfeil: Santosha!

DER KATEGORISCHE OM-PERATIV

Die Yamas nun befinden sich sinngemäß nicht weit weg von Kants kategorischem Imperativ (in der Überschrift habe ich einen tollen Tippfehler gemacht: Omperativ!): Handle nur nach derjenigen Maxime, durch die du zugleich wollen kannst, dass sie ein allgemeines Gesetz werde. Außerdem sind die folgenden fünf Vorschläge Themen, die uns täglich umgeben und mit denen wir wieder Achtsamkeit üben können. Du kannst nun das Erlernte konkret im täglichen Leben anwenden und Schritt für Schritt andere Menschen mit einbeziehen, ohne sie zu bekehren oder ihnen deine Sichtweise aufzudrängen. Just be!

DIE FÜNF YAMAS – DIE ÄUSSEREN VERPFLICHTUNGEN

AHIMSA – ABWESENHEIT VON GEWALT (HIMSA = GEWALT)

Weder in Worten noch in Taten Gewalt gegen andere ausüben, anderen Lebewesen freundlich und zugewandt sein – darüber hinaus beinhaltet Ahimsa Achtsamkeit und Mitgefühl gegenüber Lebewesen, die in Not sind oder sich in Schwierigkeiten befinden.

SATYA – WAHRHAFTIGKEIT

Die Wahrheit sagen, denken und wahrhaftig handeln, kurz: nicht lügen, keine Ausreden und auch sich selbst nicht belügen.

ASTEYA – NICHT STEHLEN UND BETRÜGEN

Das Eigentum anderer achten – auch im geistigen Sinne, zum Beispiel keine Ideen stehlen und für die eigenen ausgeben.

BRAHMACHARYA – SELBSTBEHERRSCHUNG, MÄSSIGUNG

Nicht gierig sein, über die Grenzen der Vernunft und des eigenen Körpers hinaus essen, Geld, Sex, Klamotten etc. haben wollen. Respekt vor der körperlichen Unversehrtheit anderer.

APARIGRAHA – NICHT ZUGREIFEN/ANHAFTEN, GENÜGSAM SEIN

Beschränken auf das Nötige, Vermeiden von Materialismus, Gier, Sammelwut, übertriebenem Sicherheitsdenken. Nicht alles, was du angeboten oder geschenkt bekommst, musst du haben. Bleib flexibel und lerne, dass im Leben nur der Wandel konstant ist.

YAMAS IM ALLTAG

Die Yamas im Alltag zu üben ist eine fantastische Sache: Du kannst dir zum Beispiel, wie es Anna Trökes in ihrem schönen Ratgeber *Der kleine Alltags-Yogi* vorschlägt, an jedem Tag der Woche ein Yama aussuchen und im Alltag üben. Ahimsa zu praktizieren fängt schon da an, wo du morgens in der S-Bahn den unhöflichen Rempler trotzdem anlächelst, nicht über die Nachbarin lästerst, dich nicht am Tratsch über den Kollegen beteiligst und dem Bettler an der S-Bahn einen Euro in den dargebotenen Becher legst. Du kannst dir ja auch eine Mottowoche basteln, wie es ein Bekannter von mir einmal ausprobiert hat mit Satya. Also eine ganze Woche mal nur die Wahrheit sagen. Ups! Das kann auch mal nach hinten losgehen, deswegen immer Ahimsa im Auge behalten ... Finde die Balance zwischen Wahrhaftigkeit und Freundlichkeit, das ist wichtig. Irgendjemand hat mal über einen Freund von mir gesagt, er habe eine „freundliche Seele“. Das fand ich so schön, dass ich seitdem immer wieder versuche, danach zu streben. Aber in Maßen: Brahmacharya – mäßige dich auch im Bestreben, ein(e) tolle(r) Yogi(ni) zu sein, der goldene Mittelweg des Buddha ist immer richtig. Wir müssen nicht grundsätzlich die zweite Wange auch noch hinhalten, aber auch Protest kann, freundlich, zugewandt und vernünftig vorgetragen, Berge versetzen. Es sollte immer die Sache im Vordergrund stehen, nicht die eigene Eitelkeit oder die heiter gepflegte Profilneurose ...

KEIN URTEIL, HERR RICHTER

Eine schöne, simpel klingende, aber nicht einfache Übung für den Alltag kam mir vor Jahren in den Sinn, als ich so durch München lief und meine Mitmenschen betrachtete. Mir fiel auf, dass mein Geist zu jeder und jedem, der oder die

mir über den Weg lief, einen Kommentar abzugeben hatte: „Die sieht aber nett aus, aber was hat der denn an? Oje, die Zähne sind aber schlecht, wieso ist die denn so unfreundlich?“ Dann versuchte ich, für wenigstens zehn Minuten mal kein Urteil über andere zu fällen – und, noch schwieriger, auch nicht über mich. Richter im Kopf: „Das hätte ich aber besser machen können! Hab ich was im Gesicht, oder warum guckt der so doof? Nee, das hab ich Idiot auch schon wieder vergessen ...“ etc.
Versuch das mal. Zehn Minuten ohne Urteil. Vielleicht eine Stunde, gar einen Tag? Okay, nicht übertreiben. Diese einfache Übung zeigt auf jeden Fall eins: Wir sind ständig, wirklich 24 Stunden täglich und 7 Tage die Woche, damit beschäftigt, zu urteilen, zu bewerten, zu vergleichen, und das vollautomatisch, nicht im Nachdenken, sondern absolut auf Knopfdruck. Die Bewertungsmaschine nur mal für eine kurze Zeit loslassen zu können ist für mich die Erfahrung von Freiheit. Probier es aus und staune!

IN LETZTER KONSEQUENZ

Und dann ist da ja noch die Sache mit den anderen Lebewesen. Nicht umsonst ist bei Patañjali nicht nur von Menschen die Rede, sondern von allem, was lebt. Vielleicht ist dies bedenkenswert: Eine wahrhaftige, konsequent gewaltfreie, achtsame, mitfühlende und gemäßigte Lebensweise kann eigentlich kein Tierleid und auch keine Umweltzerstörung hinnehmen, wenn wir es ganz konsequent betrachten. Schön wäre es beispielsweise bei unserer

Ernährung, wenn es denn schon Fleisch sein muss, solches zu einem angemessenen Preis aus artgerechter Aufzucht zu kaufen. Wenn das zu teuer ist, kann man Brahmacharya üben – verzichten und nur manchmal mit entsprechender Würdigung des Tieres ein Festmahl begehen.

In der sogenannten artgerechten und Ökotierhaltung gibt es leider ebenso viele Missstände wie bei der konventionellen – aber ich will jetzt nicht als Super-Vegan-Apostel auftreten, dafür bin ich selbst allzu oft inkonsequent, weil mein Leben sonst extrem anstrengend und kompliziert würde. Ich gehe zum Beispiel einen Mittelweg und versuche Brahmacharya in beide Richtungen zu üben: Zu Hause bin ich relativ konsequent, esse so gut wie keine tierischen Lebensmittel (außer Ghee, dem indischen Butterfett, und Schafskäse, herrje, lecker ...). Unterwegs mit Bands zum Beispiel, ist vegane Ernährung für mich sehr schwierig. Wenn ich vier bis fünf Stunden auf der Bühne stehe, brauche ich mehr als ein Salätchen ... Hingegen ist vegetarische Ernährung inzwischen kein Problem mehr – im Gegensatz zu „früher": Ich bin seit 1981 Vegetarierin, frag nicht, wie viel überbackenen Camembert ich in dem Jahrzehnt gegessen habe! Außerdem mag ich das Missionarisch-Dogmatische ja selbst nicht, rümpfe auch nicht die Nase, wenn jemand mit mir am Tisch mit Genuss einen Schweinebraten verzehrt. Auch hier: Ahimsa, nicht verletzen, meckern, motzen. Aber es sollte gesagt werden, die vegetarische oder gar vegane Lebensweise i(s)st halt konsequenter. Auf gut Bayrisch: I sog ja nix, i moan ja nur. Jedenfalls: Im Anhang findest du noch viele Lesetipps zum Thema, sollte dein Interesse geweckt worden sein.

Ahimsa geht allerdings noch weiter: Die Natur mit ihren Pflanzen, dem Wasser, der Luft, der Erde hat es genauso verdient, mit Achtsamkeit und Umsicht behandelt zu werden. Eine halbwegs konsequente Lebensführung ist im yogischen Sinne gemäßigt, gewaltfrei und auf das Nötige beschränkt. Brauchen wir wirklich das neueste Smartphone, müssen wir mit dem Auto zum Bäcker fahren,

wenn das Fahrrad vor der Tür steht, muss es uns nicht doch interessieren, woher der Strom aus der Steckdose kommt, können wir nicht nachts den Computer ganz ausschalten, und ist es wirklich okay, das Shirt vom Billigtextilhersteller zu kaufen, auch wenn inzwischen bekannt ist, dass die günstigen Preise auf Kosten von Kindern und ausgebeuteten Arbeitern ermöglicht werden?
Genug der Predigt! Es ist wahrhaft schwierig, ein total konsequentes und politisch korrektes Leben in unseren Breiten zu führen, das steht fest. Wir können uns nicht um alles und jeden kümmern, auch das ist eine Binsenwahrheit, eine Wahrheit bleibt es dennoch, über die wir nachdenken sollten. Wir haben im Gegensatz zu vielen Menschen die Freiheit, uns zu entscheiden, für oder gegen bestimmte Produkte und für oder gegen eine bestimmte Lebensweise. Aber ich finde, wir dürfen niemanden verurteilen, der eine andere Wahl trifft als wir, auch wenn sie uns nicht gefällt. Auch das ist yogische Achtsamkeit. Vielleicht kann das Beispiel des eigenen glücklichen, entspannten und bescheideneren Lebens ohne den erhobenen Zeigefinger irgendjemanden ganz mühelos überzeugen. Sehr viel müheloser als durch lange Diskussionen, Gerede, Geschimpfe und Streiterei ...

Meine Hoffnung ist es jedenfalls, dass die ganz einfachen Dinge, die ich in diesem Buch beschrieben habe, einen positiven Effekt auf dein tägliches Leben haben werden, und sei er auch noch so klein. Denn wenn es dir gut geht, dann geht es auch der Welt besser (die 143 Mails zu checken rettet die Welt am Ende doch nicht wirklich ...). Du bist schließlich ein Teil des Ganzen, keine Widerrede!

In diesem Sinne:

लोकाः समस्ताः सुखिनो भवन्तु

lokah samastah sukhino bhavantu
Mögen alle Lebewesen glücklich sein und die Ursachen des Glücks besitzen.

DANKSAGUNG

Mein Dank gilt zuallererst diesem wunderbaren, bunten Leben, in dem ich mich in so vielen spannenden Bereichen austoben darf. In erster Linie habe ich dies allerdings, also mein Leben, meinen Eltern zu verdanken: meinem auf herzerfrischende Weise Autoritäten und Besserwissern gegenüber respektlosen Vater, von dem ich die Abenteuerlust und den Humor geerbt habe, und meiner auf unglaubliche Art immer optimistischen und das Leben umarmenden Mutter, von der ich nicht nur in dieser Hinsicht viel gelernt habe und immer noch lerne. Von euch beiden habe ich die Schreibader geerbt, dafür auch tausendfach: danke!

Danke auch an meine wunderbare Tochter, die mit ihrem trockenen Humor und ihrer pragmatischen Art ihre gespinnerte Mutter immer wieder auf den Teppich holt. Meinem Liebsten für seine tolle Unterstützung bei diesem Buchprojekt und seinen undogmatischen und weiten Geist, den er als Chefleser immer wieder unter Beweis stellte.

Allen meinen langjährigen, treuen, lustigen, humorvollen, klugen und weisen Freunden ein längst überfälliges Danke von ganzem Herzen für teilweise jahrzehntelange Freundschaft, wertvolle Ratschläge und konstruktive Kritik auch an diesem Buch: Kathrin, Martin, Thomas, Susanne – love you! Vielen Dank an „meine“ Cheflektorin Sarah Gast, die mit unermüdlichem und

bestimmtem, aber überaus liebevollem Nachhaken dieses Buch um 300 Prozent verbessert hat. Außerdem vielen Dank an Doris Iding, die "Geburtshelferin" dieses Babys.
Und danke an all die fantastischen Lehrer, die mir auf meinem langen und verschlungenen Weg durch mehrere Disziplinen begegnet sind. Unter anderem das Team hervorragender Journalisten und Mitarbeiter beim *Pfaffenhofener Kurier* und bei Tele 5, die vielen wunderbaren Musiker und Musikerinnen, die immer noch mein Leben bereichern, und die YogalehrerInnen und Fachleute, die mich an ihrem Wissen teilhaben ließen und lassen: Twee Merrigan, Caroline Klebl, Dr. Günter Niessen, Matthias Ennenbach, Micheline Berry, Angela und Klaus Englmann, Jack Waldas, Klaus Lang. Und danke an alle anderen, die mir begegnet sind und die ich nicht alle erwähnen kann oder deren ich mir gerade nicht bewusst bin – verzeiht mir!

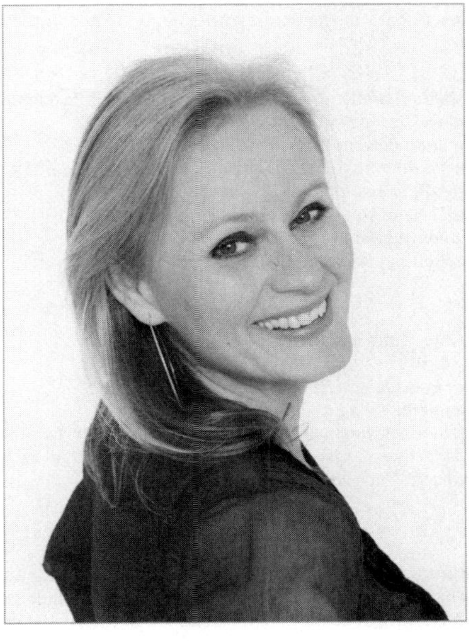

ZUM WEITERLESEN

Ein paar der Bücher sind leider nur in der Originalsprache Englisch erhältlich, aber meines Erachtens so hervorragend, dass sie in den Listen nicht fehlen dürfen, die meisten gibt es aber auch auf Deutsch.

ACHTSAMKEIT UND MEDITATION

Hawkeye, Timber: *Sit Happens*, Knaur MensSana
Kabat-Zinn, Jon: *Gesund durch Meditation. Das große Buch der Selbstheilung mit MBSR*, Knaur MensSana
Kaiser, Annette: *Jenseits aller Pfade*, Theseus
Kornfield, Jack: *Meditation für Anfänger*, Goldmann Arkana
Kornfield, Jack: *Nach der Erleuchtung Wäsche waschen und Kartoffeln schälen*, Goldmann Arkana
Thich Nhat Hanh: *Das Leben berühren*, Herder Spektrum
Trökes, Anna: *Der kleine Alltags-Yogi*, Gräfe und Unzer
Werner, Kenny: *Effortless Mastery*, Jamey Aebersold

YOGA

Brower, Elena, und Jago, Erica: *Die Kunst der Aufmerksamkeit*, Theseus
Feuerstein, Georg: *Die Yoga Tradition*, Yoga Verlag
Iding, Doris, und Kaiser, Katja: *Business-Yoga*, Knaur MensSana
Iyengar, B. K. S.: *Licht auf Yoga*, Nikol
Karven, Ursula: *Yoga für die Seele*, rororo
Steiner, Ronald, und Trökes, Anna: *Yoga für Fortgeschrittene*, Gräfe und Unzer

PSYCHOLOGIE, NEUROLOGIE, MEDIZIN

Behrendt, Joachim Ernst: *Nada Brahma. Die Welt ist Klang*, Suhrkamp Taschenbuch
Ennenbach, Matthias: *Buddhistische Psychotherapie*, Windpferd
Gaynor, Mitchell L.: *The Healing Power of Sound*, Shambhala
Hanson, Rick: *Denken wie ein Buddha. Gelassenheit und innere Stärke durch Achtsamkeit*, Irisiana
Schmidt, Johannes B.: *Der Körper kennt den Weg*, Kösel
Servan-Schreiber, David: *Die Neue Medizin der Emotionen*, Goldmann
Stark, Carsten: *Füße gut, alles gut*, Südwest
Trökes, Anna, und Knothe, Bettina: *Neuro-Yoga*, O. W. Barth

LEBEN

Dahlke, Ruediger: *Peace Food*, Gräfe und Unzer
Digh, Patti: *Life is a verb*, skirt!
Iding, Doris: *Die Angst, der Buddha und ich*, Nymphenburger Verlag
Odier, Daniel: *Tantra*, Aquamarin Verlag
Schill, Sarah: *Anständig leben*, Südwest
Seethaler, Susanne: *Das Mädchen im rosafarbenen Kleid*, Nymphenburger Verlag
Sogyal Rinpoche: *Das tibetische Buch vom Leben und Sterben*, Fischer

YOGA ONLINE

Eine Mini-Auswahl, da es unzählige kostenlose Seiten gibt (und auch kostenpflichtige Seiten, die hier unerwähnt bleiben). Die angegebenen habe ich selbst ausprobiert und finde sie gut. Es handelt sich hauptsächlich um Vinyasa-Flow-Yoga, da dies meine Praxis ist. Natürlich gibt es aber zu allen Yogastilen Videos. Viel Spaß beim Surfen!

DEUTSCHSPRACHIGE SEITEN
(„für Anfänger" oder „Fortgeschrittene" eingeben)
Happy and Fit Yoga – verschiedene Lehrerinnen, nett anzusehen
Sukadev108 – klassisches Hatha-Yoga
YogaMeHome mit Birgit Pöltl – sehr fundiert

ENGLISCHSPRACHIGE SEITEN
Yogea ArtFlow Yoga – kreative Praxis, super angeleitet
Yoga With Adriene – sehr gut angeleitet
Yoga by Candace – viele interessante Themen

MUSIK FÜR YOGA

Auch dies nur zur Inspiration – denn Musik ist absolute Geschmackssache. Die meisten Songs und CDs gibt es bei iTunes oder Amazon oder einfach googeln, teilweise ist die Musik nur auf den Homepages der Bands und Musiker erhältlich. Eine Anmerkung in eigener Sache: InTo ist mein eigenes Yoga-Musikprojekt mit meinem fantastischen Kollegen Thomas Simmerl (Percussion) …

MUSIK FÜR DIE FLOWS (CDS)
Anugama – *Shamanic Dream* Vol. 1 und 2
Gabrielle Roth and The Mirrors – *Tribe*
InTo – *First Motion*
Deva Premal – *The Essence*
Rara Avis feat. Sjanie McInnis – *Yin Flow*

FÜR DEN GROOVIGEN SONNENGRUSS (SONGS)
Earth, Wind and Fire – *September*
MC Yogi – *Rock On Hanuman*
InTo – *Hanuman*
Beth Nielsen Chapman – *Beyond The Blue*
Tina Malia – *The Silent Awakening*
Daphne Tse – *Lakshmi Ma*

SAVASANA (HIER BIETET SICH MUSIK OHNE RHYTHMUSINSTRUMENTE AN)
Öophoi – *Hymns To A Silent Sky*
Native American Flute – *Sleep Music*
Anne Queffélec – Erik Satie: *Trois Gymnopédies*
Tina Malia – *Lullaby*
Arthur Rubinstein – Chopin: *Nocturne No. 1 in b-moll*
Bill Evans und Jim Hall – *Turn Out The Stars*

NÜTZLICHE APPS

Meditation Timer – Meditationsgong, Zeit einstellbar, schöner Klang (leider bisher nur iPhone)
Insight Timer – Meditation Timer, schöne Gongs, gute geführte Meditationen (engl.)
Die Achtsamkeit App – MindApps, sehr schöne geführte und stille Meditationen, Länge einstellbar, Achtsamkeitsmitteilungen etc.
Relax Melodies – entspannende Hintergrundmelodien zum Selberbasteln, mit Meeresrauschen, Vogelzwitschern, Regen etc.
Yoga.com Studio – zahlreiche Übungen, Flow-Bastler, Themen
Authentic Yoga – mit Tara Stiles und Deepak Chopra (engl.)
Yoga Deutschland – alle Ausgaben des Magazins als App

IMPRESSUM

1. Auflage 2015

HINWEIS

Die Ratschläge/Informationen in diesem Buch sind von Autorin und Verlag sorgfältig erwogen und geprüft, dennoch kann eine Garantie nicht übernommen werden. Eine Haftung der Autorin bzw. des Verlags und seiner Beauftragten für Personen-, Sach- und Vermögensschäden ist ausgeschlossen.

Der Verlag weist ausdrücklich darauf hin, dass bei Links im Buch zum Zeitpunkt der Linksetzung keine illegalen Inhalte auf den verlinkten Seiten erkennbar waren. Auf die aktuelle und zukünftige Gestaltung, die Inhalte oder die Urheberschaft der verlinkten Seiten hat der Verlag keinerlei Einfluss. Deshalb distanziert sich der Verlag hiermit ausdrücklich von allen Inhalten der verlinkten Seiten, die nach der Linksetzung verändert wurden, und übernimmt für diese keine Haftung.

BILDNACHWEIS

Foto: Marcella Merk Photography, München: S. 153
Illustrationen: Daphne Patellis, München
Textur: Fotolia/Peter Hermes Furian

PROJEKTLEITUNG

Sarah Gast

REDAKTION

Susanne Schneider, München

BILDREDAKTION

Annette Mayer

UMSCHLAGGESTALTUNG

*zeichenpool, München, unter Verwendung einer Illustration von © Shutterstock Images/AnastasiaSonne

LAYOUT

Claudia Hautkappe, München

SATZ

Ute Fründt, München

REPRODUKTION

Regg Media GmbH, München

DRUCK UND VERARBEITUNG

Těšínská tiskárna, Český Těšín
Printed in the Czech Republic

FSC www.fsc.org MIX Papier aus verantwortungsvollen Quellen FSC® C005833

Verlagsgruppe Random House FSC® N001967
Das für dieses Buch verwendete FSC-zertifizierte Papier *Eos* liefert Salzer, St. Pölten, Austria.

ISBN: 978-3-424-15294-4

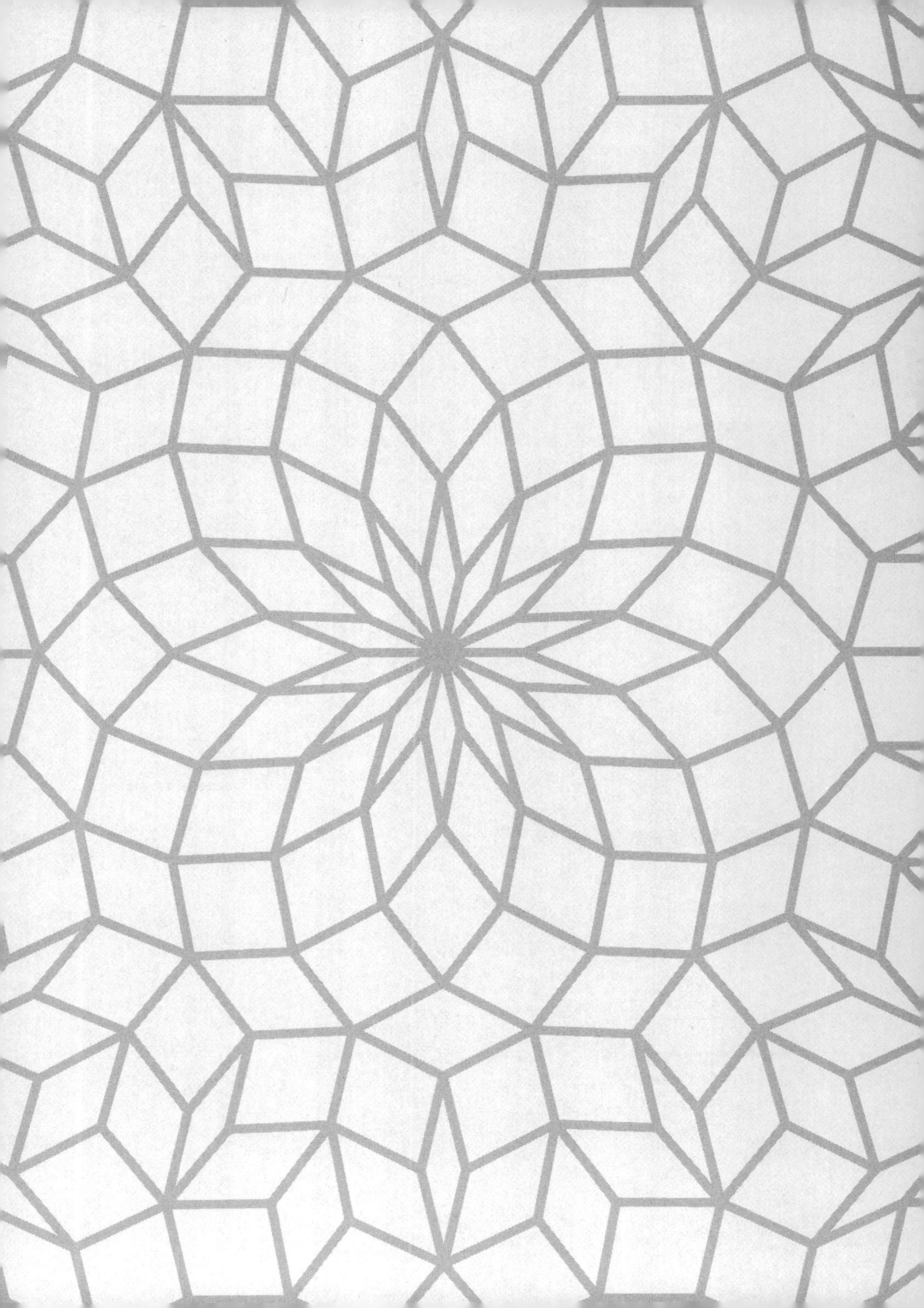

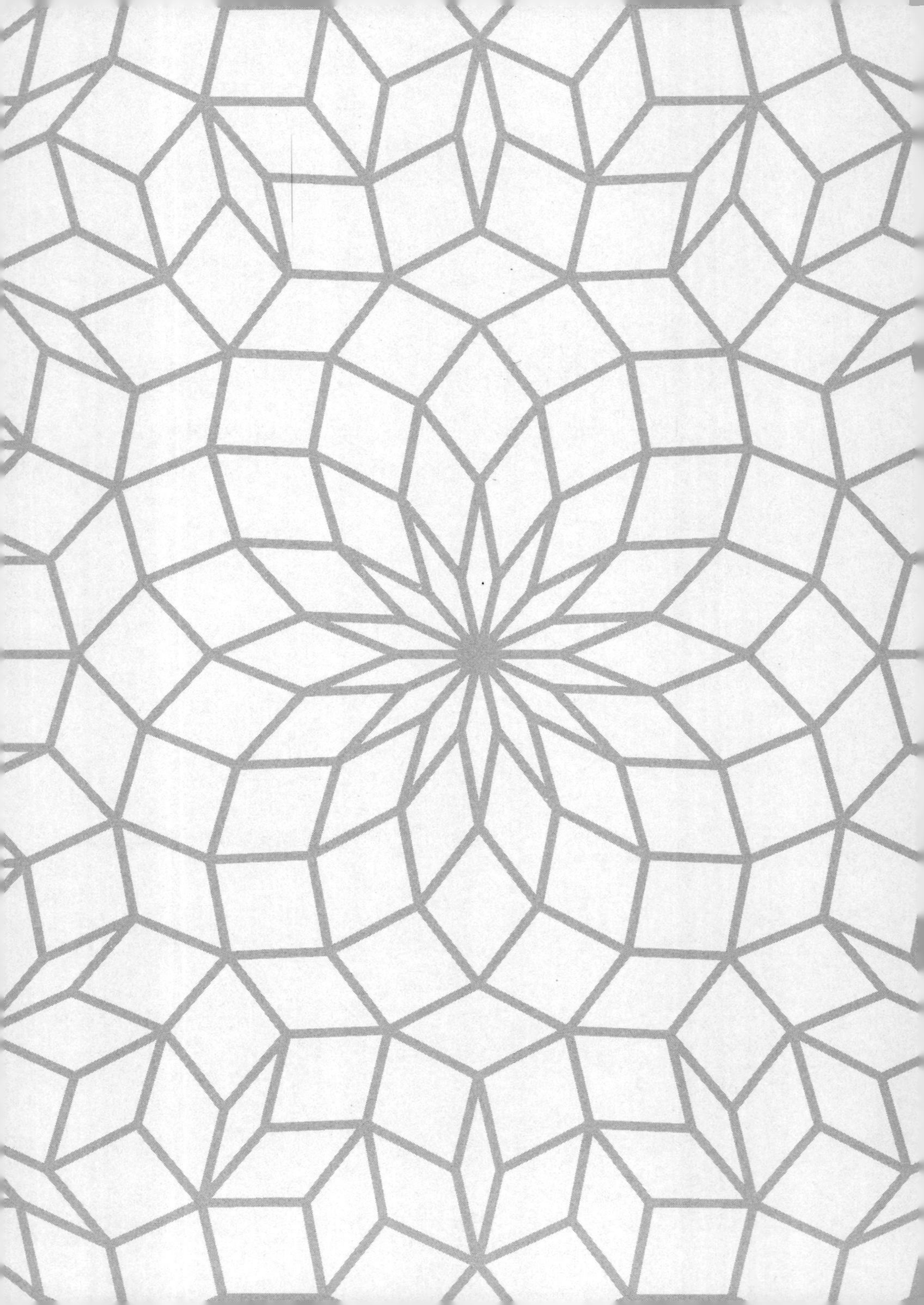